DESINTOXÍCATE

DR.
**SERGIO
MEJÍA
VIANA**

DESINTOXÍCATE

ESTRATEGIAS PARA
DETOXIFICARNOS,
EVITAR INTOXICARNOS
Y **RECUPERAR
NUESTRA SALUD**

Grijalbo

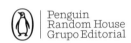
Penguin
Random House
Grupo Editorial

Primera edición: enero de 2024

© 2024, Dr. Sergio Mejía Viana
© 2024, Penguin Random House Grupo Editorial, S.A.U.
Travessera de Gràcia, 47-49. 08021 Barcelona

Printed in Spain - Impreso en España

ISBN: 978-84-253-6485-3
Depósito legal: B-17.861-2023

Compuesto en M. I. Maquetación, S. L.
Impreso en Gómez Aparicio, S. L.
Casarrubuelos, Madrid

GR 6 4 8 5 3

A Pablo, Nico, Laura, Miguel, Andrés y María, mis hijos.
A Koa, Gabriel y Maua, hijos de mis hijos.
Con la intención de que vosotros y vuestros hijos
lleguen a habitar un mundo mejor.

ÍNDICE

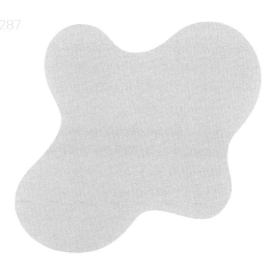

INTRODUCCIÓN

Me encantaría recordar qué día en concreto tuvo lugar aquella conversación porque sería una de esas fechas cuyo aniversario celebraría periódicamente con ilusión. Son esas conversaciones que marcan un antes y un después en la vida. En mi consulta de Málaga se plantó Anni, una conocida enfermera naturópata que a sus ochenta años aún regenta una tienda de suplementos en Fuengirola (Málaga). Yo llevaba poco tiempo explorando esos extraños mundos de la medicina energética, el reiki, los suplementos nutricionales, las llamadas «pseudociencias»…, y algo que empezó a llamarme la atención fue que no pocos de mis pacientes se mostraban reticentes a tomar ciertos medicamentos.

La conversación con Anni no fue muy extensa, pues los escandinavos, cuando no están en un ambiente de confianza, son prudentes en extremo. Sin embargo, se «atrevió» a decirme una frase que sonó como una campanada en mi mente y en mi corazón: «No les haces ningún favor a tus pacientes recetando esas medicinas». Hablaba concretamente de ciertos medicamentos que se usan como estrategia para prevenir la enfermedad de las arterias, el ictus y el infarto. «Investiga otras cosas. No todo tiene que ver con el colesterol».

A través de Anni llegué hasta Lyngby, un pequeño pueblo cerca de Copenhague donde gestionaba su consulta hasta hace unos años —ahora ya está jubilado— el doctor Claus Hancke. Experto en medicina ortomolecular, dedicó gran parte de su carrera profesional al estudio y a la práctica de la terapia de quelación de metales pesados. Muy amablemente, Claus me dedicó un montón de horas. Al principio se podía ver su mirada escéptica. Claro, tenía enfrente a un cardiólogo de escuela, de esos a los que les cuesta abrir la mente a todo aquello que no hayan leído en sus revistas científicas y libros de texto, de esos que llaman «pseudociencia» a todo aquel conocimiento del cual no se hable en los congresos a los que acude periódicamente.

Tuve la pericia de mostrarme receptivo, algo que no me fue difícil, ya que en verdad estaba abierto al aprendizaje. Ciertamente fue un curso de inmersión en el mundo de la toxicología de metales pesados. ¡¡¡Menudo descubrimiento!!! La pregunta que rondaba mi cabeza día y noche era: «¿Y yo por qué de esto no sé nada?». Ni en la carrera ni en la especialidad (que hice dos veces), es decir, durante dieciséis años en total, formándome en medicina general primero y luego en cardiología, ni una sola palabra sobre la importancia de los metales pesados y su papel en el desarrollo de enfermedades cardiovasculares. Busqué dónde formarme y encontré dos alternativas: el ACAM (American College for Advancement in Medicine) y el IBCMT (International Board of Clinical Metal Toxicology). Me decanté por la segunda, que está en Europa (ahora en época de vacas flacas desde que su fundador, el doctor Peter van der Schaar, dejó el timón).

Fueron dos años de apasionante estudio gracias a su libro de texto y a su demandante examen online. Una vez certificado por el IBCMT podría decirse que empecé a predicar en el desierto. Me di cuenta de que la sociedad no estaba preparada para esto. «La gente va por la vida pensando que el problema del tabaco es la nicotina y no son conscientes de que son los metales pesados como el plomo y el cadmio los que acaban destruyendo las arterias y desencadenando la enfermedad», me dije.

El doctor Claus Hancke me había dado un consejo que me atreví a no seguir («Dedícate en exclusiva a tu campo, que es la arteriosclerosis»), pues era imposible cerrar los ojos a todo lo demás. Los metales pesados como grandes neurotóxicos, responsables del espectro autista, de la demencia en la tercera edad, de las enfermedades autoinmunes, de muchas dolencias que aún se denominan idiopáticas... Una vez abierta esa caja de Pandora, detrás de los metales vinieron los plásticos, los herbicidas, los aditivos alimentarios, los cosméticos, las ropas, la sensibilidad electromagnética y todo aquello que hace que hoy día me pueda definir como un médico integrativo que se dedica, entre otras cosas, a la medicina ambiental en general y a la medicina integrativa en particular.

Este libro lo escribe no solo el doctor en Medicina y especialista en Cardiología. Lo escribe el médico integrativo, experto en terapias complementarias. Te concedo el beneficio de la duda para que te preguntes cuál es la diferencia. Espero que en el futuro no haga falta hablar de una medicina integrativa como si hubiera varias medicinas. Porque lo que realmente hay es una gran cantidad de seres humanos y médicos que intentan recuperar o mantener la salud de los individuos que forman la sociedad. Como estamos en este momento de cambio, es necesario usar determinados términos como este: «médico integrativo».

El concepto de medicina integrativa y lo que intentamos transmitir los que nos llamamos «médicos integrativos» es esto: el médico no adopta una postura unidireccional en la que desempeña, con respecto al paciente, el papel protagonista. «Yo me lo sé todo y usted se calla». «Yo le prescribo, yo le opero, yo le curo...». El médico integrativo parte de una postura de empatía, participación, motivación y apertura al aprendizaje. El médico que escucha sin prejuicio aprende de los mensajes que le dan los pacientes en la consulta. Lo decía Hipócrates, padre de la medicina: «Escucha al paciente. Escúchalo cuidadosamente, porque el paciente te trae el diagnóstico; él o ella intuitivamente sabe lo que le pasa».

En el enfoque integrativo se incluye la nutrición, el cuidado emocional, el cuidado físico (por supuesto). En este entorno el paciente no puede decirle al médico «Usted mándeme pastillas y yo sigo comiendo lo que me da la gana, yo sigo estresado y no hago ejercicio porque no tengo tiempo», porque es complicado sanar enfermedades en un entorno así. Por su parte, el médico dispone de la medicina convencional (las pruebas de diagnóstico, los tratamientos farmacológicos, la cirugía...) y también las terapias energéticas (acupuntura, bioenergética...), las medicinas complementarias (homeopatía, fitoterapia...) y el higienismo como la base fundamental del mantenimiento o de la recuperación de la salud. Con algunos capítulos muy terapéuticos, *Desintoxícate* se escribe con la intención de aumentar el conocimiento del lector para que pueda ser consciente de lo que lo rodea y de cómo puede usar herramientas para eliminar de su cuerpo, de forma periódica, las toxinas de nuestro entorno actual.

La clave de la medicina integrativa está en tratar la mente, el cuerpo y el espíritu, al tiempo que invita a la persona a tomar un papel activo en su atención médica y en la recuperación de su salud.

¿CÓMO SACAR PROVECHO DE ESTE LIBRO?

De la misma manera que debemos saber cómo funcionan mínimamente nuestro coche y nuestros electrodomésticos para saber utilizarlos sin romperlos y someterlos a un mantenimiento básico sin ser ni electricistas ni mecánicos, le debemos a nuestro cuerpo un mínimo de conocimiento para podernos reconducir como sociedad lejos del azote de las principales enfermedades que padecemos en estos días, las cuales tienen un origen ambiental. El cáncer, las enfermedades autoinmunes, las enfermedades cardiovasculares, las demencias en las fases finales de la vida están en relación directa con cuerpos intoxicados que no pueden defenderse. Es importante que evitemos frases como «Es que yo no soy médico y de eso no sé» para que nos impliquemos en este conocimiento a fondo y podamos cambiar nuestra sociedad enfermiza e intoxicada.

Te describo al inicio varios conceptos que he aprendido de los expertos en medicina ambiental y que nos ayudan a entender la relación entre nuestro cuerpo y el entorno. Te hablo de la nutrición, te hablo de las fuentes más comunes de tóxicos y de las maneras más o menos complejas que hay para eliminarlos. Hay algún capítulo, como el de la quelación con químicos intravenosos, en el que a lo mejor te pido un pelín de estudio si es de tu interés. Nos va la salud en ello. Si no, lo dejas como material de consulta y se lo regalas a tu médico o sanitario de confianza para que lo lea. A los médicos convencionales, que a menudo carecen de este conocimiento, les vendrá bien leer este libro en beneficio de la salud de sus pacientes y para su salud personal y familiar.

En estas páginas explicaré estrategias de desintoxicación química, física e incluso alquímica; en este sentido, hay un capítulo muy interesante que nos llevará de paseo por la física y la teoría de la materia. Evidentemente, haré todo lo posible para que lo que expongo sea comprensible y ameno: no voy a permitir que te duermas como en las clases de física de bachillerato. Lo que se describe en ellas es mucho más interesante y aplicable, sobre todo ahora, cuando de verdad necesitamos de esas estrategias.

Este es un libro post-COVID. Desde mi punto de vista, tanto la enfermedad como el remedio elegido para combatirla han supuesto un síndrome tóxico para muchas personas. A este respecto, encontrarás un capítulo en el que oso proponerte que nos atrevamos con el grafeno.

En *Desintoxícate*, finalmente, hallarás recomendaciones para hacer nuestro entorno cada vez más sano y menos tóxico. Creo que nuestra sociedad ha abierto los ojos a la realidad, dura e intensa: estamos rodeados de tóxicos por tierra, mar y aire. La nutrición industrial es una fuente de toxinas. Y qué duda cabe, el estrés derivado de nuestro estilo de vida no contribuye a mejorar el panorama.

Se sabe que, hoy día, la enfermedad cardiovascular, el cáncer y las enfermedades autoinmunes (todas crónicas) son las principales causas de invalidez y muerte. Por eso, interesa prevenir. Sin embargo, no es lo mismo «prevención» que «detección precoz». El sistema sanitario actual lo que predica es la detección precoz: «Vamos a realizar una mamografía a ver si tienes un tumor», «Vamos a realizar la colonoscopia a ver si tienes un tumor», «Vamos a realizar el tac a ver si tienes un tumor»... En cierta medida, esta detección precoz está bien, porque, si tienes un tumor, cuanto antes se detecte, mejor. Pero no es prevenir. La detección precoz llega tarde, porque ya estás enfermo. La prevención real tiene que estar basada en el cuidado detallista del estilo de vida para que no enfermes.

Debemos ser capaces de recuperar la capacidad del ser humano de envejecer sin necesidad de tomar ningún medicamento, sin tener que pisar ningún hospital y de morirse de muerte natural (la muerte natural, en la actualidad, ya no está en los certificados de defunción).

Emprendamos, pues, un viaje hacia el mundo de la desintoxicación. Se afirma con mucho acierto que no es lo que entra al cuerpo lo que le intoxica, sino lo que no conseguimos que salga. Acudamos a todo tipo de estrategias, desde la visión integrativa en la que el paciente sea el protagonista y el terapeuta su acompañante, hasta la visión holística del ser humano que nos ayude a entender los conceptos, mejorar la salud de nuestros cuerpos y finalmente vencer a los tóxicos a todos los niveles.

DESINTOXÍCATE

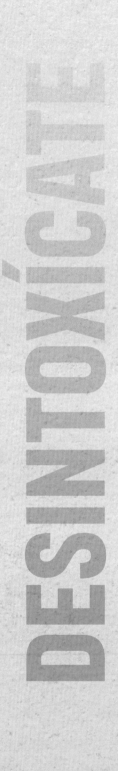

EN BUSCA DEL EQUILIBRIO ENTRE EL CUERPO Y SU ENTORNO. CONCEPTOS DE MEDICINA AMBIENTAL

1

¿CUÁLES SON LOS PRINCIPIOS BÁSICOS DE LA MEDICINA AMBIENTAL?

- homeostasis
- hormesis
- carga corporal total
- fenómeno de adaptación
- fenómeno de bipolaridad
- fenómeno de expansión
- fenómeno de cambio
- individualidad bioquímica
- hipersensibilidad por denervación

Globalmente, vamos a verlos todos, porque son fundamentales para comprender el diagnóstico, el tratamiento y la prevención de la sensibilidad química y para descubrir cómo se manifiestan las toxicidades en medicina. No es fácil relacionar un síntoma con qué lo produce.

A. HOMEOSTASIS

Comencemos con uno de los primeros conceptos de la medicina ambiental: la homeostasis. La palabra viene del griego *hómoios* ('igual', 'similar') y *stásis* ('estado', 'estabilidad'), y significa un equilibrio entre lo de fuera y lo de dentro, para que nos podamos comportar de modo estable. Según la Real Academia de la Lengua, en biología la palabra «homeostasis» quiere decir «Conjunto de fenómenos de autorregulación, que conducen al mantenimiento de la constancia en la composición y propiedades del medio interno de un organismo». Es decir, que habitamos un organismo al que llamamos «cuerpo» que necesita adaptarse a los factores externos de forma constante, y esto es así desde el principio de los tiempos. Vivimos en una constante adaptación. Por eso se dice que la homeostasis es un proceso dinámico. En efecto, el cuerpo requiere de un mecanismo rápido para ajustarse a cambios tan simples como que empiece a llover y cambien las temperaturas. Igual que hacen los mamíferos en la naturaleza, nosotros hemos aprendido también a compensar esos cambios. El sistema que regula esos cambios se conoce como sistema de regulación basal.

SISTEMA DE REGULACIÓN BASAL

Es el encargado del mantenimiento de la homeostasis. Es un sistema de comunicación entre el entorno externo y el interno; el externo para ver cómo está y el interno para que se mantenga estable. Forma parte de cualquier «mecanismo de defensa». Esta red de información controla:
- el intercambio de nutrientes, oxígeno y desechos
- el impulso nervioso
- isotonía (igualdad de presión, de tensión)
- isoosmolaridad (las concentraciones de las distintas sustancias a un lado y a otro de la membrana celular, a un lado y a otro de los sistemas circulatorios, y a un lado fuera de tu cuerpo y a otro dentro de tu cuerpo)

Y consta de:
- matriz de tejido conectivo (imaginemos el cuerpo como si de una pecera se tratara: las células no están enganchadas entre sí, como si fueran ladrillos unidos con cemento, dado que existe espacio extracelular y es muy importante que lo tengamos en cuenta. Sería el equivalente al agua de la pecera o lo que llaman algunos «el terreno»,

donde pueden crecer infecciones si no está bien abonado. Si el terreno es apto para desintoxicarse, no se intoxicará tan fácilmente).

- fibroblastos, macrófagos, linfocitos y leucocitos (aquellas células que pertenecen al sistema de defensa y al sistema reparador de tejidos. Los fibroblastos son las células que producen el colágeno, que es una proteína básica sobre la que se forman prácticamente todos los tejidos del cuerpo).
- capilares (las arterias y las venas llegan a la matriz de tejido conectivo, a llevar los nutrientes y a recoger la basura).
- vasos linfáticos.
- terminales del sistema nervioso autónomo (todo debe estar controlado a través del cerebro por vía autonómica, y es fundamental que estos terminales estén en buenas condiciones en la matriz de tejido conectivo).
- terminales nerviosas somáticas de cada órgano (cada órgano tiene su sensibilidad. No es lo mismo, por ejemplo, la sensibilidad nerviosa que puede haber en la punta de la lengua que la sensibilidad en el glúteo, son dos tipos de sensibilidad distintos).
- fibras de colágeno y elastina.

La respuesta total de este sistema es la capacidad de homeostasis, o lo que es lo mismo, la capacidad de adaptarnos a lo que esté ocurriendo fuera de nuestro cuerpo. Pondré un ejemplo con tres imágenes distintas que podríamos visualizar en nuestra mente.

La primera imagen sería la de un ser humano del siglo XIII, en plena Edad Media, en el entorno que lo rodea y sometido al sistema de regulación basal de entonces, muy distinto al de ahora.

En la segunda imagen podríamos trasladarnos a una ciudad de Alemania. Veríamos un montón de escombros, todo derruido por el efecto de un bombardeo en plena Segunda Guerra Mundial. ¿Cómo sería el sistema de regulación basal de las personas que viven ahí?

Por último, tendríamos la imagen de unos edificios altísimos, en una ciudad actual donde viven millones de personas. ¿Cómo es el sistema de regulación basal de los vecinos que viven en uno de esos edificios, por ejemplo, en la planta 40? ¿Qué hay ahí dentro? ¿Están las ventanas abiertas, cerradas? ¿Tienen moquetas? ¿A qué se tienen que adaptar?

El mismo sistema de regulación con el que la naturaleza ha dotado a nuestra especie desde el principio de los tiempos tiene que lidiar con diferentes tipos de entorno en nuestro mundo moderno. Unos más tóxicos que otros. Esos factores demandantes de regulación de nuestro cuerpo reciben el nombre de «estresores ambientales» y el fenómeno fisiológico que desencadenan en el organismo se llama «estrés oxidativo».

¿QUÉ ES EL ESTRÉS OXIDATIVO?

El estrés oxidativo es un fenómeno que ocurre cuando hay un desequilibrio entre la presencia de especies reactivas de oxígeno, también conocidas como «radicales libres», y las defensas antioxidantes. Dicho fenómeno lo apreciamos, por ejemplo, en la manzana cuando exponemos su interior al contacto con el aire y se conoce como «oxidación». Esta puede definirse como la formación de óxido en un organismo que va envejeciendo o que se humedece. La oxidación (estrés oxidativo) pasa también en el cuerpo humano. Todo aquello que promueve la producción de radicales libres o que disminuye la actividad de los llamados «antioxidantes» fomenta la oxidación de los tejidos. Esta es la causa de la enfermedad y del envejecimiento.

ESTRESORES AMBIENTALES

De forma sencilla y resumida, diremos que existen cuatro tipos de estresores: estresores físicos, estresores químicos, estresores biológicos y estresores psicosociales.

Estresores químicos son, por ejemplo, los metales pesados y los plásticos que interfieren en el comportamiento bioquímico de las reacciones del cuerpo. Un estresor físico puede ser el ruido, la radiación de las antenas o los audífonos con bluetooth. Una infección o un parásito podrían considerarse estresores biológicos y, en último lugar, los estresores psicosociales son aquellos que desencadenan estrés emocional, como las crisis vitales o los problemas laborales.

Además del tipo de estresor, debemos evaluar también dos conceptos: la intensidad y el tiempo de exposición. Una exposición breve a un estresor químico de alta intensidad puede tener consecuencias diferentes que una exposición más larga a un estresor químico de idéntica intensidad. Esto es evidente, aunque es bueno explicarlo y entenderlo para que veamos que no todos los problemas tóxicos son agudos. Por ejemplo, en el caso de los metales pesados, no estaríamos hablando de intoxicación por plomo, que sería una intoxicación aguda que te llevaría a urgencias con un cuadro llamado «saturnismo»; no, no hablamos de eso. De lo que hablamos es de la exposición crónica a lo largo de tu vida (cuarenta, cincuenta, sesenta años) a una dosis de plomo bajita, pero constante, que podría degenerar órganos y provocar enfermedades y problemas clínicos. Por eso, si es de alta intensidad, el sistema de regulación tendrá una respuesta determinada, y si es de baja intensidad, pero mantenido en el tiempo, requerirá un esfuerzo prolongado por el sistema de regulación. No siempre es fácil encontrar la causa en un estresor crónico de baja intensidad.

Recordando las tres imágenes tan distintas propuestas anteriormente en las que hacíamos referencia al siglo XIII, a la Segunda Guerra Mundial y a hoy día, podemos deducir que el ser humano ha tenido que vivir múltiples fases de adaptación. Ahora, en estos momentos, nos tenemos que adaptar a un entorno muy industrializado que nada tiene que ver, por ejemplo, con ese ser humano que transitaba la Edad Media.

La sobrecarga de trabajo, las obligaciones económicas, la necesidad de éxito, la multitarea, la lluvia de información que nos llega por los distintos medios (e-mail, WhatsApp, Telegram...) podrían ser denominadores comunes de los estresores psicosociales actuales. Esto hace que la sociedad contemporánea esté desbordada. Quizá te estarás preguntando: «¿Qué tiene que ver esto con la medicina ambiental? No estamos en una clase de psicología». Pues enseguida lo veremos...

El sistema de regulación basal se dedica a controlar el estrés oxidativo y la inflamación. Cuando el estrés oxidativo es tanto que ha generado una inflamación dañina de larga duración conduce a la enfermedad, alimenta el propio estrés oxidativo y perpetúa el fenómeno de inflamación que cronifica la enfermedad. Este es el ciclo que necesitamos bloquear cuando tenemos fases iniciales de alguna enfermedad. ¿Cómo? Controlando todo lo que pueda producir inflamación y estrés oxidativo.

El sistema inmunológico es parte de este sistema del que hablamos. Es el que nos defiende de microorganismos externos e internos, a la vez que nos ayuda a reparar tejidos. Las células basófilos y mastocitos (un tipo de glóbulos blancos) son las que generan esa fase inflamatoria, que suele ser aguda dado que hay una ruptura, una herida que debe repararse. En esta fase de reparación de tejido participan los fibroblastos (produciendo colágeno nuevo), regulados y dependientes de la vitamina C (esencial) y del zinc; por tanto, para que pueda haber una cicatrización buena, es fundamental la vitamina C y el zinc. ¿Qué le ocurre al fumador? Que quema grandes cantidades de vitamina C y bloquea el zinc con el cadmio del humo del tabaco, por lo que no es de extrañar que la capacidad de generar colágeno del paciente fumador sea mucho menor que la del no fumador y que, además, presente un aspecto más envejecido y que su piel sea de menos calidad; lo mismo ocurre con sus órganos internos.

Cuando la inflamación se vuelve crónica, ya no hablaríamos de reparación, sino de un fenómeno anormal que suele desencadenar sintomatología crónica.

Por otro lado, tenemos el sistema inmunológico de protección. ¿A qué especialista va uno cuando necesita que le miren la glándula timo, por ejemplo? ¿Por qué la medicina moderna no sabe nada del timo? Y eso que es decisivo para producir células del sistema inmunológico adaptativo, que se activa cuando llega una infección nueva. Esta fase es fundamental. ¿De qué depende? De la vitamina D, de la vitamina A y de algunos otros minerales y nutrientes que muchos no aceptan aún como científicamente válidos, sobre todo porque no son medicamentos.

Resulta importante que aprendamos de qué depende este sistema, cómo se fomenta, cómo nos ayuda. Debemos confiar en la naturaleza, en que nuestro cuerpo dispone de las defensas necesarias para protegerse y combatir las enfermedades y no tanto en la nueva forma científica que se nos ha impuesto de adquirirlas por vía externa, con los riesgos añadidos que conlleva, pues algunos de sus ingredientes tienen efectos secundarios adversos.

Ver el cuerpo como una «pecera» (el agua con peces equivaldría a las células nadando en el espacio extracelular) se refleja en el modelo de Pischinger, al que haré alusión con frecuencia, porque es fundamental para comprender cómo funciona el cuerpo: las células forman un entramado y en los huecos que hay entre ellas hay plasma —plasma intersticial—, que sería parte del agua de la pecera, adonde tienen que llegar los nutrientes por una arteriola. Si está ocluida porque el paciente es fumador, por ejemplo, la célula no se alimenta de manera adecuada...; así, aunque las arterias grandes estén bien, es posible que la microcirculación no lo esté. Si las vénulas pequeñitas no cumplen su función apropiadamente porque también están atascadas o porque los mecanismos de detoxificación de la célula le impiden depositar la basura en el basurero, tendremos una célula sucia, que se mueve en un entorno ácido y que terminará muriendo o mutando para generar un cáncer.

Por otro lado, en el sistema de Pischinger se describen, para resaltar su importancia, los filtros y sus estrategias de limpieza: pulmón, hígado, riñones, piel y, cómo no, el intestino. Para la prevención de enfermedades, es primordial que aprendamos que de la limpieza de estos filtros depende el mayor o menor grado de intoxicación.

Todas las funciones vitales son mediadas por la matriz extracelular, ya que requiere menos energía que si todo estuviera mediado por la vía celular.

La homeostasis oscila rítmicamente hacia delante y hacia atrás, cambiando la temperatura local e incluso el equilibrio térmico generalizado. Es importante ver la temperatura como un mecanismo de defensa. Los pacientes con sensibilidad química —que son los pacientes estrella de la medicina ambiental—, por lo general, son inestables termodinámicamente, con temperaturas muy fluctuantes.

La deficiencia nutricional hace inestable eléctricamente al tejido, permitiendo que estímulos de poca intensidad provoquen una respuesta. Una mala nutrición y una falta de ingredientes del sistema de detoxificación (el zinc, el selenio, la vitamina B, el molibdeno...) hacen más difícil que el cuerpo entre en homeostasis.

La sobrecarga tóxica a la que estamos sometidos hoy día requiere un exceso de energía para obtener y mantener la homeostasis, y genera fenómenos como la fatiga crónica, la debilidad y el dolor.

Merecen una mención rápida los estresantes químicos. ¿Cuáles son los más frecuentes en la actualidad?: los aditivos en la comida, la comida procesada de supermercado, el colorante E-171 (dióxido de titanio), el colorante E-173 (óxido de aluminio) y un montón de conservantes más; el tabaco, los metales o minerales tóxicos, la comida basura, las bebidas llamadas refrescantes (con un montón de ingredientes tóxicos), los derivados del plástico, la polución o las drogas, incluso las de uso farmacológico legal.

B. HORMESIS. MODELOS HORMÉTICOS DE DOSIS-RESPUESTA

Toca ahora hablar de la dosis: Paracelso, en el siglo XVI, llegó a la conclusión de que todo es veneno y nada es veneno, solo la dosis hace el veneno. Esto es: la diferencia entre un medicamento y un veneno está en la dosis.

En la medicina ambiental conocemos un fenómeno llamado «hormesis», en el que existen diferentes tipos de dosis-respuesta.

- El «modelo lineal», que es el más sencillo: a más dosis, mayor respuesta sintomática al tóxico.
- El «modelo de umbral», donde solo se presenta una respuesta sintomática a partir de determinada dosis que se denomina «umbral», y en ese punto se inicia un proceso lineal de relación dosis-respuesta.

- El «modelo bifásico en forma de J», en el que dosis bajas no solo no producen sintomatología, sino que incluso sientan bien. En algún punto, las primeras dosis generan mejoría sintomática. Es en estos casos donde la gente diría: «No, no, si a mí esto no me sienta mal; es más, me sienta bien determinada toxina». Por ejemplo, el alcohol puede tener este tipo de respuesta bifásica: una copita de tinto, una copita y media…, pero, cuando ya vas por cinco copas de vino tinto, la respuesta empieza a cambiar.

- El «modelo bifásico en forma de V», donde puede existir un modelo lineal inverso, hacia abajo. La persona puede recibir incluso beneficios del producto en cuestión, pero, a medida que sigue la dosis, la respuesta va en ascenso y puede desencadenar síntomas.

C. CARGA CORPORAL TOTAL

Desde que estamos en el vientre de nuestra madre, podemos vernos como un barril (quédate con esta imagen) receptivo de cosas buenas y de cosas tóxicas. Si mi cuerpo tiene la capacidad de estar vaciando el barril de forma periódica, no voy a enfermar. Si pierdo esta capacidad, me voy a llenar de basura y, cuando el barril se desborde, con toda seguridad, voy a tener problemas de salud.

¿De dónde proceden esos contaminantes? Del agua, de los alimentos procesados, de los alimentos naturales (bacterias, virus, hongos…), de los contaminantes biológicos (polen, virus, comida…), de las cargas ambientales específicas —dependiendo de dónde vivas— (estreptococos, radiación ionizante, clordano…), de los contaminantes físicos (a la orden del día por el electromagnetismo, radar, microondas, sol, frío, calor…).

Asimismo, cabe destacar la contaminación del aire interior (mucha gente dice que estamos más contaminados en casa que fuera, debido por ejemplo a los gases, los carburantes, el carbón, los disolventes, los humos…) y la contaminación del aire exterior —evidente— con metales pesados como el plomo, el cadmio, los pesticidas…

Fenómeno importantísimo para entender el comportamiento de los tóxicos y por qué no siempre nos dan síntomas de forma inmediata.

Te cuento, yo fui fumador social hasta los treinta y pico o cuarenta años. La primera vez que me fumé un pitillo, con trece o catorce años, en una excursión del colegio, me dieron un cigarrillo mentolado. Aquello me sentó como un rayo. Solo le di dos o tres caladas: tos, dolor de cabeza, vómitos, diarrea... Llegué de la excursión y me metí en la cama directamente y no me volví a levantar en todo el día. Eso siendo tan joven y con solo dos o tres caladas de un tabaco mentolado. Desde luego, aquello no me enganchó, y menos a esa edad. Luego, con veinte años, en la carrera, sí que comencé a fumar. Yo no fumaba más de medio paquete al día, y claro, aquella reacción que tuve con trece años no se repitió (no tosía, no me dolía la cabeza, no tenía vómitos ni diarrea). Y esto es así porque el mecanismo de adaptación es un mecanismo de supervivencia aguda: permite que el individuo se acostumbre a una exposición tóxica aguda. Al principio, esto es una cosa buena, pero luego cambia, porque te deja indefenso, el cuerpo ya no dispara las alarmas y tú piensas que puedes fumar sin problema, algo que te lleva a la bronquitis crónica y al cáncer de pulmón.

Lo mismo ocurre con el alcohol: puedes beber sin problemas, porque ya no tienes resaca como la primera vez que te emborrachaste, incluso hay quien va al hospital diciendo que se muere, cuando lo que tiene es una resaca de campeonato. Y, cuando presumes de que te puedes beber tres botellas de vino tinto, dos gin-tonics y cinco cervezas de aperitivo sin tener posteriormente resaca, a lo que vas es de cabeza a una hepatitis alcohólica o a una miocardiopatía dilatada por alcohol, una cirrosis o cualquier otro problema serio. Las consecuencias a largo plazo del fenómeno de adaptación, necesario ante el contacto periódico y regular con un tóxico, son negativas.

Con la alimentación puede ocurrir lo mismo: «A mí, mi tostada de por la mañana no me sienta nada mal». Pues ya se verá. Quédate con el tema de por qué desayunas lo que desayunas, y por qué no puedes dejar de desayunar eso. En el siguiente apartado se hará referencia a ello.

E. FENÓMENO DE BIPOLARIDAD

La bipolaridad es la que conduce a la adicción. Cuando eres adicto al café y dejas de tomarlo unos días, comienzas a notar la abstinencia. Lo mismo ocurre con el alcohol, el tabaco y, en general, cualquier toxina que consumes de manera repetitiva. No siempre tiene que ser un vicio, puede ser una moqueta en tu oficina de trabajo o el olor de un pirorretardante al que tú estás adaptado. Te vas de vacaciones, o durante el fin de semana, y aparecen los síntomas de detoxificación de ese tóxico, lo que se conoce como «crisis de curación», y puedes llegar a pensar que donde mejor estás es en la oficina. Este es el fenómeno de bipolaridad que te lleva precisamente a consumir lo que más daño te hace, porque no lo has detectado, y porque no sabes que lo que padeces cuando estás en el periodo de abstinencia o retirada es dicha crisis, que sería el camino de salida al problema si se evitara a partir de ahí la exposición tóxica.

El fenómeno adictivo es el culpable de que aumente la ingesta tóxica y la carga corporal total.

F. FENÓMENO DE EXPANSIÓN

Cuando se aumenta de forma excesiva la carga tóxica corporal total, se produce una mayor sensibilidad a un número cada vez mayor de incitantes biológicos inhalados, químicos tóxicos y alimentos a dosis cada vez menores. Empiezas con la intolerancia a la lactosa, luego la intolerancia al gluten, sigue la de la fructosa... y, al final, te conviertes en intolerante a casi todo como ocurre a los pacientes con síndromes de sensibilidad central, sensibilidad química múltiple, etc. Debido a este fenómeno de expansión el sistema inmunológico cada vez se va volviendo más sensible. Y es aquí donde adquiere mucho valor la «dieta de rotación»: aprender a alimentarse de cosas distintas. Probar varios desayunos diferentes, no solo el zumito de naranja, el café descafeinado con la leche desnatada, la tostada de trigo sarraceno y la mermelada sin azúcar: un montón de porquería química a la que puedes haberte adaptado. Hay que recuperar, a través de la nutrición ecológica, una forma más sana de alimentarse.

Otro fenómeno asociado al fenómeno de expansión es la manifestación clínica: no siempre el síntoma va a ser el mismo. Al principio, tú puedes desarrollar un asma si sufres una exposición aguda a solventes. Sin embargo, a medida que se va perpetuando y aparece el fenómeno de expansión, te vas haciendo más sensible a otras cosas. Por eso, además de asma, puedes padecer ataques de sinusitis, que te llevarán a otro especialista diferente, con lo que primero tomabas broncodilatadores, y ahora, el de la sinusitis te recetará antibióticos y va a empeorar el asunto, porque la microbiota intestinal lo va a sufrir y así podemos entrar fácilmente en la rueda de la prescripción de distintos especialistas, característica típica de la medicina actual. Finalmente, puedes desarrollar una arritmia cardiaca que hará que visites al cardiólogo. Y ninguno de los tres (neumólogo, otorrino y cardiólogo) se van a poner de acuerdo en lo que tienes, que no es otra cosa que un fenómeno de expansión desencadenado por la exposición aguda repetitiva a solventes con los que trabajas.

Esto es muy importante. Palpitaciones, e incluso arritmias cardiacas, pueden estar desencadenadas por una exposición aguda a tóxicos o a estresantes químicos: tipo 4G, 5G, bluetooth, el teléfono móvil, los campos electromagnéticos, el wifi en toda la casa... Estos estresantes físicos también se están manifestando y hay mucha gente que acude a los que sabemos de medicina ambiental y que son altamente sensibles a elementos electromagnéticos.

G. FENÓMENO DE CAMBIO

Las respuestas del órgano diana cambian a otros órganos diferentes y esto puede tener lugar en un plazo de veinticuatro horas.

Merece un comentario destacado un fenómeno frecuente que se conoce como «disfunción cerebral transitoria»: es esa niebla mental que no te deja pensar. Ocurre que siempre que llegas a un sitio determinado, notas como una especie de mareo. Sin embargo, en otras ocasiones, la exposición al mismo tóxico, físico o químico puede desencadenar dolores articulares, diarreas y arritmias cardiacas o palpitaciones.

¿Qué explica el fenómeno de cambio? Que el mecanismo desencadenante tóxico puede entrar por la nariz, ir al intestino, luego al cerebro y, más tarde, manifestarse a través del corazón. Al fin y al cabo, en nuestro cuerpo, que es un óvulo fecundado de nuestra madre, todo está conectado —aunque en la mente de los especialistas modernos esa conexión no exista—. Hay que volverlo a conectar todo para que podamos entender este fenómeno. Como cardiólogo, tengo pacientes, por ejemplo, que sufren arritmias desencadenadas por una toxina y no necesariamente por un problema del ritmo cardiaco originado en el propio corazón.

H. INDIVIDUALIDAD BIOQUÍMICA

No todos somos iguales. La huella digital es única. Cada ser humano es único e irrepetible. Se dice que una tercera o una cuarta parte de la microbiota intestinal es individual, nadie más la tiene.

En el tema de los tóxicos pasa igual. No todo el mundo va a reaccionar de la misma manera a un medicamento, a una vacuna, al glifosato, al colorante E-171: la respuesta depende de muchos factores. Por eso decimos que la capacidad del individuo para defenderse contra los efectos de una exposición tóxica viene determinada por su carga total y su estadio nutricional en el momento de la exposición. «Qué raro, antes no tenía problemas con..., pero, desde que dejé de hacer ejercicio y de suplementarme con vitaminas, me he vuelto alérgico o intolerante a...». Hay que unir: si no tienes defensas, si no tienes nutrientes, es posible que eso te haya hecho vulnerable a determinado agente tóxico.

Las fluctuaciones pueden ser diarias; si, por ejemplo, un día te fuiste de fiesta, descuidaste la alimentación y te pasaste con el alcohol, al día siguiente es posible que estés más vulnerable y que se te desencadene una sensibilidad a un tóxico determinado que puede manifestarse de diversos modos.

Es muy importante que tengamos en cuenta esta sintomatología, porque es el fenómeno que explica cuadros como el de la fibromialgia. Para muchos, esta sigue siendo una enfermedad de origen psicológico, pero no es así. La mayoría de las enfermedades autoinmunes cursan con fenómeno de hipersensibilidad por denervación: es decir, es un dolor de tipo neuropático, lo que significa que el problema está en el propio nervio, no en el órgano. «Qué raro que me duela la barriga, si me han hecho una resonancia magnética y me han dicho que todo está bien». «Qué raro que me duela la rodilla, si me han hecho una artroscopia y me han dicho que todo está bien». El nervio está metido en un terreno inflamado, atascado, funciona mal, sin que esté alterada la estructura del órgano o del propio nervio, porque lo que se altera es la función de ese nervio debido al edema, vaso espasmo y retracción de sus grupos celulares y fibras de conducción de la sensibilidad. El dolor puede ser tan severo que, en ausencia de patología visible en una prueba de imagen, se considere erróneamente como psicosomático. Cuando hay un cuerpo muy intoxicado, la persona refiere tener dolores como primera manifestación de una neuropatía que va en camino.

CONOCIMIENTO E INFORMACIÓN

El conocimiento y la información son el poder para prevenir las enfermedades derivadas de la intoxicación. Es bueno, pues, conocer que, cuando las barreras están rotas, el resultado serán intolerancias alimentarias y trastornos inmunológicos, incluyendo las enfermedades autoinmunes.

¿Cuáles son las cuatro barreras del cuerpo cuya ruptura necesitamos evitar?

- piel
- pulmones

- intestino
- barrera hematoencefálica

Su integridad es necesaria para mantener o recuperar la homeostasis, junto con un sistema inmunológico en condiciones (vitamina D, zinc, dietas adecuadas, combatir el estrés). Lo que marca el pronóstico en un entorno tóxico es la combinación de la carga tóxica total, el diseño genético de la persona y el momento puntual en el que llega la toxina. Lo llamamos la «teoría del barril». Si el barril de las toxinas se desborda, si no tienes una buena capacidad genética de desintoxicación y te pilla en un momento de estrés o mala nutrición, el pronóstico puede ser peor que si las condiciones mencionadas fuesen óptimas.

FUENTES DE TÓXICOS AMBIENTALES EN ENTORNOS CERCANOS

LOS PLÁSTICOS (BISFENOLES Y FTALATOS)

Existe sensibilidad y conciencia de los bisfenoles; por eso, en algunos envases encontramos un sello que avisa de su ausencia. Hay que optar por plásticos (si es que fueran necesarios) que no lleven bisfenol.

El bisfenol A y los ftalatos de los envases (casi todo lo que viene en tetrabrik lleva por dentro plástico, no es solo cartón) se asocian a un mayor riesgo de obesidad y diabetes infantil. Los ftalatos, además, pueden influir en cómo segregamos insulina en respuesta al azúcar.

Meter en el microondas recipientes de plástico puede provocar fuga de químicos. El doctor Leonardo Trasande, pediatra de la Universidad de Nueva York, dice: «Aunque una dieta poco saludable y la falta de actividad física son los culpables de la epidemia de obesidad en los niños, existen compuestos químicos que pueden contribuir a ella». (*The Lancet Diabetes & Endocrinology*. 2022:10(9):616-618. «A global plastics treaty to protect endocrine health»). Aquí es donde entran los plásticos como los del biberón, los envases en los que les damos alimento a nuestros hijos, el plástico en el que envuelves el bocadillo para que el niño se lo lleve al colegio, etc.

Aquí te pongo las fuentes de exposición a plásticos más comunes:

* agua en botella de plástico
* cosméticos
* tetrabriks
* filtros solares
* juguetes
* jeringas, bolsas de suero, bolsas de transfusión...
* material quirúrgico

Volver al cristal para desechar el plástico en los hospitales sería fundamental, ya que se puede estar inyectando ftalatos y bisfenoles a los pacientes en el suero salino si la bolsa de plástico no está tratada.

¿Dónde están las toxinas? En casa, en el coche, en la oficina... Muchos elementos estructurales y decorativos pueden exponernos a contaminantes hormonales: por ejemplo, los muebles. Te compras un mueble, lo metes en tu habitación y estás respirando ese mueble nuevo, los componentes químicos que tiene, durante varios meses. Es poco frecuente que la gente asocie ciertos síntomas con eso, por ejemplo, cuando dicen que han empezado a padecer migrañas desde la compra del sofá cama u otro mueble de casa. Tampoco relacionamos las migrañas con la comida, porque todavía queda mucho para que sepamos qué síntomas se corresponden con qué tóxico.

Las principales fuentes contaminantes hormonales en el hogar son los materiales sintéticos empleados, como PVC (libera ftalatos), policarbonato (libera bisfenol-A) y otros plásticos. También los pirorretardantes (se aplican a las cortinas y a los muebles para que no ardan. El objetivo es positivo, pero estamos inhalando todos esos químicos). También los antiadherentes e impermeabilizantes que llevan sustancias fluoradas.

PESTICIDAS

Otro tóxico que está muy presente y que resulta todo un escándalo sanitario. ¿Por qué no te dejan cultivar en tu casa, tener un huerto y alimentarte tú de tu propia comida, sin que todo tenga que pasar por la vía del pesticida? Esto deberíamos cuestionarlo de forma seria. No es cosa del pasado: sigue habiendo presencia de plaguicidas en todas las cuencas hidrográficas españolas. Dice el doctor Nicolás Olea que los niños españoles son los que más glifosato orinan de toda la comunidad europea. Y eso ocurre porque todos esos pesticidas están en las aguas, en la comida (supuestamente natural) que nos venden para nuestro consumo. La mitad de los que se han detectado son disruptores endocrinos, y de ahí vienen múltiples trastornos hormonales como la obesidad, las menarquias precoces en las niñas, cambios en la tiroides, etc. Hay que estar muy atentos a eso.

METALES PESADOS

Aunque les dedicaremos un capítulo entero, a manera de introducción preguntémonos lo siguiente: ¿cuál sería el mecanismo de toxicidad de los metales pesados? Para que lo recordemos, existen dos: el mimetismo y el daño directo de tejidos, genes, telómeros.

El mimetismo es muy sutil. Los metales o minerales pesados tóxicos se pueden parecer químicamente a minerales sanos. Por ejemplo, el cadmio y el zinc son muy similares en su estructura química. El cadmio se puede meter en la célula en sectores que estaban destinados al zinc y producir un efecto tóxico en ella. El zinc, como ya hemos dicho, es muy necesario en el sistema inmunológico de defensas, en la función cognitiva, en el desarrollo del bebé (cuidado las madres fumadoras) y en la función tiroidea, por mencionar algunos. También es muy útil por su efecto antibiótico regulador de microbiota patógena.

El arsénico y el vanadio actúan como fosfatos. El manganeso imita al hierro; el plomo también tiende a desplazar al hierro, lo que explica el mecanismo de algunas anemias. El talio imita al potasio. El selenio y el mercurio compiten entre sí.

El daño oxidativo directo, por el que se modifican proteínas e incluso el ADN, explica sencillamente que los metales pesados son cancerígenos y un grave obstáculo para la longevidad.

Afortunadamente el cuerpo tiene mecanismos para defenderse de los metales pesados: transformación, eliminación y compartimentalización.

Transformación: Puedes oxidar la molécula y transformarla en otro componente químico; aquí te invito a abrir la mente a la alquimia, un concepto ancestral clave que va a conseguir que entendamos lo fácil que resulta desintoxicar el cuerpo por esta vía, la de fomentar la transformación por la transmutación a baja energía. Este es un campo que se nos va a abrir y que resulta impresionantemente positivo. Si te interesa ampliar este conocimiento te recomiendo el libro *Las transmutaciones biológicas y la física moderna,* de C. Louis Kervran.

Eliminación: Es lo que habitualmente hace el cuerpo cuando está en buenas condiciones. Por ejemplo, el mercurio que puede pasar a la circulación cuando te comes un trozo de salmón en su mayoría es eliminado por la orina en las siguientes cuarenta y ocho horas.

Compartimentalización: Es un recurso para cuando no se consigue eliminar todo el tóxico de forma rápida. Por ejemplo, ya que el plomo es similar al calcio y puede encajar con facilidad en los huesos, estos suelen ser depósitos en los que se almacena dicho metal hasta que haya oportunidad de eliminarlo.

Estos mecanismos de eliminación, transformación y compartimentalización pueden resultar inadecuados en poblaciones susceptibles como los mayores, las personas que no se alimentan bien (déficit nutricional) y aquellos que están bajo estrés emocional.

TABACO Y ALCOHOL

Fumadores, fumadoras, dejad el tabaco antes de decidir engendrar un hijo. Es el mejor regalo que le podéis hacer porque, con este gesto, la calidad de los óvulos y los espermatozoides aumenta, a la vez que disminuye vuestra carga corporal total. Lo diré varias veces en este libro: los tóxicos atraviesan la placenta. En el congreso de la Sociedad Española de Salud y Medicina Integrativa (SESMI) de noviembre de 2022 en Torremolinos (Málaga), tuve la oportunidad de moderar una mesa redonda con auténticos expertos en torno al tema de la necesidad de preparar el embarazo, tanto por parte del padre como de la madre. Un hombre que fuma aporta espermatozoides de menor calidad debido a la presencia en su cuerpo de cadmio y plomo, entre otros tóxicos. Una mujer que deja de fumar cuando se entera de que está embarazada ha podido estar intoxicando a su hijo en la fase de embrión y feto durante nada menos que ocho-diez semanas. Como ya he mencionado antes, el cadmio bloquea el zinc, mineral muy necesario para la formación del sistema nervioso del bebé.

NOTICIAS MENOS BUENAS DEL ENTORNO EN EL QUE ESTAMOS

Una de ellas es que la «medicina ambiental» no forma parte de las facultades de medicina actuales y es un tema desconocido por la mayoría de los médicos.

Otra es que muchos pacientes sufren en silencio por la ignorancia de estas patologías. La fibromialgia es un ejemplo de ello: todavía hay gente a la que se manda al psicólogo por fibromialgia.

Y una más sería que el afán de lucro de muchas industrias consigue que se mantengan en silencio los efectos adversos de muchos de estos tóxicos ambientales.

LAS BUENAS NOTICIAS

Una sería que no nos hemos extinguido gracias a que nuestra capacidad de adaptación es altísima, y eso que llevamos muchísimo tiempo luchando con este entorno tóxico, donde se nos bombardea con toxinas por tierra, mar y aire. Es decir, nuestra capacidad de adaptación como raza es enorme.

Otra buena noticia sería que estamos disfrutando de importantes avances tecnológicos, donde podemos conseguir la información desde casa a través de internet.

La información que da origen a este libro es una buena prueba de que hay un movimiento de conciencia con repercusión social y sanitaria.

DESINTOXÍCATE

2

INTESTINO, VISIÓN CELULAR Y DE TERRENO, MODELO DE PISCHINGER. APOYOS PARA EL CAMBIO DE PARADIGMA EN SALUD

Deberíamos aprender a ver constantemente nuestro cuerpo a través de una especie de microscopio virtual. Quizá por la visión que nos ha aportado la histología de mirar las células al microscopio en determinadas direcciones, hemos perdido la capacidad de verlo funcionando, de ver los tejidos funcionando. Además, está el concepto de «terreno», que es lo que quiero contar ahora. De forma correcta lo podemos llamar «sustancia fundamental» y es como una matriz, ese líquido extracelular en el que están nadando todas nuestras células, todos nuestros microorganismos, toda la microbiota. También se debe mencionar el colágeno, que es la proteína fundamental cuyos precursores fundamentales son la vitamina C y el silicio.

Esta visión nos debe acompañar siempre que pensemos en un órgano: el hígado, el corazón, el cerebro, el hueso... La visión del cuerpo como un puzle de órganos es un tanto incompleta. Es mucho más funcional y ágil. Estas reacciones tardan milésimas de segundo, y tenemos reacciones de este tipo por todo el cuerpo de forma continua.

Me gusta poner el ejemplo de la pecera: el espacio extracelular es el agua de la pecera; de su limpieza depende el buen estado de la pecera entera y de todos sus componentes. Veamos por un momento nuestro cuerpo como si fuera una pecera con plantas submarinas y peces de colores que se pueden ver porque el agua es transparente, está limpia y en movimiento. Imagínate tu cuerpo de esta manera, cuando está limpio y detoxificado, cuando el espacio extracelular fluye. Eso permite la entrada de nutrientes a la célula y la salida de desechos, para que cada uno siga su flujo. Incorporemos esta imagen de la pecera, que nos puede ayudar mucho.

Esto lo describe muy bien el «sistema básico de Pischinger», que he mencionado anteriormente y que mencionaré en diversos apartados y que tiene en cuenta los filtros del cuerpo: el pulmón, el hígado, el riñón y la piel como los grandes detoxificadores. El capilar arterial por el que llegan los nutrientes (oxígeno, macro y micronutrientes) y el capilar venoso por el que sale la basura (el CO_2, el colesterol, los productos de degradación de las proteínas...).

La célula se comporta como nosotros. Al respirar, incorpora oxígeno y expulsa CO_2; al metabolizar las proteínas, es como si orinara, ya que produce ácido úrico; al metabolizar las grasas y los carbohidratos, es como si defecara, ya que produce colesterol que las lipoproteínas de alta densidad llevarán hacia el hígado para ser procesadas y excretadas por la bilis.

Cuando hablamos de desintoxicar —o detoxificar, pues ambos términos pueden considerarse sinónimos— hay que hacerle mucho más caso al sistema linfático. Pongamos el ejemplo de una hinchazón de piernas: «Doctor, se me hinchan las piernas y no es el corazón ni el riñón, ni tampoco tengo varices, ¿qué me pasa?». Muchas de estas hinchazones pueden venir de un atasco en la función del sistema linfático.

EL INTESTINO COMO ÓRGANO FUNDAMENTAL

¿Qué organismo importantísimo no se ha mencionado hasta ahora al hablar del sistema básico de Pischinger? Porque hasta ahora hemos hecho referencia al pulmón, el hígado, el riñón y la piel, pero nos falta uno que es fundamental: el intestino.

Es ahí, en la luz intestinal, donde las bacterias producen dos elementos que son grandes protagonistas de nuestra salud en general: los ácidos grasos de cadena corta y los neurotransmisores, que van a la circulación, a través de la cual llegan al sistema nervioso central, donde influyen nada menos que en la cognición, el aprendizaje, el estado de ánimo, las emociones, el nivel de estrés... Mantengamos, pues, el interés en el intestino siguiendo el concepto del sistema básico de Pischinger.

Que no se me olvide el metabolismo del triptófano: ¿por qué podemos estar relajados, dormir bien y producir melatonina? Porque nuestras bacterias nos ayudan a producir triptófano en el intestino.

LA MICROBIOTA INTESTINAL

Metamos entonces en el sistema básico de Pischinger el intestino. Y es que el papel del intestino es fundamental, no solo porque fomenta el equilibrio al permitir que los desechos salgan en forma de heces, sino porque alberga a nuestra amiga la microbiota intestinal.

Si fomentamos una microbiota sana, esta será capaz de ayudarnos a proteger el cuerpo de la toxicidad de los metales pesados por medio de una reducción de la absorción de estos y también cambiando su estructura para convertir dichos metales en formas menos tóxicas. Es, en consecuencia, importantísimo contar con la reparación intestinal, tanto de la pared como del estado de la microbiota, si queremos eliminar de forma adecuada tóxicos del cuerpo.

LOS PROBIÓTICOS

Los probióticos ayudan a excretar metales por las heces y promueven las enzimas de detoxificación. También modifican la estructura y la función de la microbiota intestinal, fomentan la producción de ácidos grasos de cadena corta y mejoran la función de barrera del intestino; o sea, mejoran la permeabilidad intestinal, uno de los grandes problemas a la hora de reintoxicarse con toxinas que iban camino del exterior.

Los metales, en sí, pueden alterar el perfil de la microbiota. El gran problema, por ejemplo, de las amalgamas dentales en la boca es que pasas años deglutiendo los componentes de metal que hay en ellas. Cuando una persona que tiene amalgamas bebe algo caliente, estas liberan metales pesados como el mercurio, la plata, el cobre y el estaño. Esto deglutido se convierte en un factor importante de disbiosis.

OTROS ÓRGANOS VITALES

Estos tres órganos son el hueso, la próstata y la tiroides. Empecemos por el primero. ¿Qué le viene al pensamiento a la gente cuando piensa en el hueso? El calcio. En general, coinciden en una visión reduccionista que ve al hueso y al diente como una estructura dura, similar a las patas de una mesa, sin entender su sentido estrictamente biológico.

A partir de ahora, intentemos ver el hueso como otra cosa. Son células, osteocitos, que también están nadando en su matriz extracelular; una matriz que puede estar más o menos intoxicada. El hueso no es solamente calcio, calcio, calcio.

Sabemos que el calcio de la leche de vaca y muchos de los suplementos de calcio aportan este mineral en una forma poco biodisponible para el ser humano. Lo que menos hacen es fortalecer los huesos: calcifican tejidos blandos, arterias, válvulas cardiacas... y los huesos se quedan sin calcio, ya que el cuerpo se ve obligado a sacar calcio y fosfatos biodisponibles del propio hueso para aportarlo a otras funciones del organismo que los necesitan. Un caso «flagrante» de esta situación es la necesidad de amortiguar la acidez producida en el cuerpo por la ingesta continuada de ciertas bebidas refrescantes, cuya base es el ácido fosfórico.

¿Y qué pasa en este órgano llamado «hueso», que también está formado por células que necesitan su alimento y necesitan su matriz extracelular limpia? Lo que pasa tiene que ver con el plomo y el cadmio del fumador. En este sentido, quiero comentar que visité a un paciente joven, gran fumador que está muy mal debido a la artrosis y a la osteoporosis, y se sorprendió al escuchar que puede existir una relación directa entre su vicio de fumar (más de un paquete al día) y sus problemas óseos.

Apoyémonos en bibliografías científicas. Kessler y colaboradores del Servicio de Nefrología del Hospital Universitario de Nancy, en Francia, publicaron 1999 en la revista *Nephrology Dialysis Transplantation* un artículo titulado «Mobilization of lead from bone in end-stage renal failure patients with secondary hyperparathyroidism». ['Movilización de plomo desde el hueso en pacientes con insuficiencia renal terminal e hiperparatiroidismo secundario']. Desde entonces se conoce evidencia de que existe plomo en el hueso. La degeneración ósea, la osteoporosis, se convierte a largo plazo en una fuente interna de reintoxicación. Hemos visto antes que uno de los mecanismos que usa el cuerpo para defenderse es la compartimentalización: el metal pesado no se queda circulando más de dos o tres días, y si el cuerpo no consigue echarlo fuera, lo mete en algún compartimento. Uno de esos compartimentos es el hueso. Si esas moléculas de metal se quedan ahí, en el espacio extracelular del hueso, a medida que pasa el tiempo, el ciclo del hueso puede ir liberando plomo de vuelta a la circulación y producir una reintoxicación desde el hueso.

El cadmio es otro elemento que está muy en contacto con nosotros. Procede de los pesticidas, del tabaco, de las baterías de los coches y de muchas partes de la industria. Yonggang y colaboradores publicaron en 2021 el artículo «Cadmium toxicity: A role in bone cell function and teeth development» ['Toxicidad por cadmio. Papel en la función del hueso y en el desarrollo de los dientes'] en la revista *Science of the Total Environment*, en donde se habla de los efectos de este metal sobre la función de la célula ósea.

Resumiendo: el cadmio y el plomo pueden causar graves enfermedades del metabolismo óseo. El calcio fuera de lugar induce daño mediante compromiso de la formación y de la función celular.

Los metales pesados se depositan en los huesos, dañan la célula ósea y por ello producen trastornos como osteoporosis, artrosis, anemia y compromiso de la producción de células sanguíneas. Ampliemos un poco esa visión reduccionista de la función de los huesos, de la relación hueso-calcio (que parece que es lo único que hay) e incluyamos la vitamina D, la hormona paratiroidea, todo lo que debe incluir un buen metabolismo óseo. Y, por supuesto, pensemos en la matriz extracelular, que también está presente en este órgano llamado «hueso».

Parece una perogrullada, pero es bueno que lo recordemos: el sistema óseo o esquelético es un conjunto de huesos unidos entre sí; son rígidos por su composición química, a base de materia inorgánica proteica, producen glóbulos rojos en la médula ósea, dan estructura al cuerpo y almacenan minerales como calcio, fósforo, sodio, magnesio (en el lado positivo) y cadmio, plomo, berilio (en el lado negativo). Desempeñan una función estática y dinámica, y nos permiten el crecimiento del cuerpo, el movimiento y la protección de órganos vitales: gracias al sistema óseo, el cerebro está muy bien protegido; también el corazón y los pulmones se encuentran protegidos por la caja costal.

Otro aspecto negativo del plomo es que inhibe el metabolismo celular del hierro en diferentes puntos: en la síntesis de hemoglobina, en el movimiento del estroma al espacio intracelular soluble y en la captación de hierro por la célula. Si tenemos plomo en el hueso y va a la médula ósea, no nos debería extrañar que tengamos problemas de anemia o de disfunción de algún tipo de célula sanguínea. Esta referencia no es nueva, se recoge en una revista de 1968; yo tenía tres añitos. «Studies on the partition of iron in bone marrow cells» (J. V. Primosigh y E. D. Thomas. *Journal of Clinical Investigation*. 1968; 47:1473). Entonces las gasolinas eran todas plomadas, y aunque hoy día ya no es así, sigue existiendo plomo libre por ahí en forma de nanopartículas que invaden el aire que respiramos.

Recordemos la tabla periódica de los elementos. Te invito a que te des una vuelta por ahí y comprendas las bases de la química para entender los mecanismos de toxicidad y las herramientas para desintoxicar. En esta tabla es donde se ven las interacciones que hay entre las diferentes sustancias de la naturaleza en nuestro cuerpo. Se llama «tabla periódica» porque está clasificada por grupos, por familias y por periodos.

Y, si nos metemos en la teoría de la materia, entenderemos el comportamiento de dichos minerales. Por ejemplo: la diferencia entre el zinc y el cadmio es la distancia que hay de los electrones respecto al núcleo y la velocidad a la que gira. Hace un tiempo tuve una conversación muy interesante con un profesor de química. Me decía: «¿A qué se dedicaban los alquimistas? A calentar. A calentar y calentar». Y esto es porque, cuando aportas energía a un determinado elemento, lo conviertes en otro, porque sacas de su órbita a unos electrones y lo que podía ser cadmio se puede convertir en zinc.

Este estudio nos aportará gran conocimiento para que empecemos a comprender la alquimia del cuerpo, en qué forma están estos elementos dentro de nuestro cuerpo: ¿están los gases siempre en forma gaseosa? ¿Están siempre en estado líquido el mercurio y el bromo? ¿Tiene la temperatura suficiente aquello que nos metemos en la boca para generar vapores de mercurio? Es un tema muy apasionante y no requiere haber estudiado medicina para entenderlo. De hecho, es materia de bachillerato.

Por ejemplo, el aluminio, en la tabla periódica de los elementos, está junto con el galio, el indio y el talio. El plomo, el bismuto. El selenio, que no es un metal. El arsénico, que es un semimetal. Te invito a echarle un vistazo a esta tabla con afán de comprender, para que vayamos saliendo del atolladero en el que estamos metidos con esta cantidad de química que nos llega por todas partes.

LA PRÓSTATA

Otro órgano que debemos mirar con lupa es la próstata. En relación con ella, encontramos grandes problemas con los metales pesados; en concreto, el cadmio del fumador. Tengo un artículo de referencia titulado «Niveles de metales en el tejido prostático y reaparición del cáncer en fumadores», publicado en la revista *Biological Trace Element Research* en el año 2014 por Neslund-Dudas y colaboradores, en el que se habla del tabaco como factor de riesgo del cáncer de próstata y se describe cómo se comprobó que los niveles de cadmio y plomo están más altos en pacientes que tienen recurrencia de cáncer de próstata.

Veamos la próstata también con esa visión microscópica de células, de espacio extracelular, de matriz, allí donde se depositan estos metales

pesados e intoxican la célula, que cambia, muta y se convierte en una
célula tumoral. Digna de mención es aquí la teoría del cáncer de Otto
Warburg, que sostiene que lo que conduce a la carcinogénesis es una
respiración celular defectuosa causada por un daño en las mitocondrias.
La respiración celular defectuosa viene posiblemente desencadenada
por un entorno tóxico que aísla a la célula. La intoxicación del espacio
extracelular, del terreno del que hablo.

LA TIROIDES

Otro órgano muy afectado por los metales pesados es la tiroides. Sabemos que la tiroides es una glándula del sistema endocrino que obedece
a la hipófisis a través de la hormona estimulante de la tiroides (TSH). La
tiroides libera T4, que es la hormona inactiva o de depósito y, en condiciones normales, esta debería convertirse en T3. Esta conversión requiere de unas enzimas que se denominan «selenoproteínas». Son proteínas
que contienen este elemento químico, que es bloqueado por el mercurio. Cuando hay mercurio no disponemos de selenoproteínas activas y
es muy posible que el cuerpo se vea incapaz de convertir las T4 en T3.
La conversión de T4 a T3 se produce en la tiroides, en la periferia, en el
hígado.

Cuando el cuerpo no produce T3 activa, produce T3 reversa, que es
una forma inactiva de hormona tiroidea. Tenemos pacientes con una TSH
normal, pero con síntomas de clínica de hipotiroidismo. Esto lo explica a
las mil maravillas el libro *Detengan la locura tiroidea*, de Janie A. Bowthor-
pe. Es un libro que recomiendo a los que quieran ahondar en este tema,
porque está considerado como la biblia para el tratamiento de las enfermedades de la glándula tiroidea desde la perspectiva de una paciente
insatisfecha que se puso a estudiar y luego a escribir su experiencia.

No veamos la tiroides solo como un trocito de carne que se advierte
en las ecografías. Miremos también hacia el espacio extracelular y cons-
tatemos la importancia que tiene sacar los metales pesados de este
órgano.

EJE INTESTINO-CORAZÓN

En el intestino sabemos que ocurren muchas cosas, entre ellas, la absorción de las vitaminas: si no podemos absorber aquello que facilita la función cardiaca, el intestino no estará funcionando bien y eso producirá un factor de riesgo más. Parece que los llamados médicos integrativos o funcionales de nuestra época huyen de la especialización por órganos tan habitual y redefinen la relación que hay entre sistemas. Eje intestino-pulmón, eje intestino-cerebro, eje intestino-corazón.

Algunos detalles de este último: sabemos del efecto benéfico de los probióticos en la presión arterial. Esto lo encontramos en el artículo de S. Khalesi, J. Sun, N. Buys y R. Jayasinghe titulado «Effect of probiotics on blood pressure: a systematic review and meta-analysis of randomized, controlled trials», publicado en la revista *Hypertension* (2014 Oct;64(4):897-903). Hallamos también como referencia: «La microbiota intestinal en la salud cardiometabólica», en otra revista de prestigio, *Genome Medicine*, 2015, firmado por Hansen y colaboradores.

Las bacterias del intestino producen la vitamina K_2, que es la que impide la calcificación arterial. Una disbiosis intestinal resulta un factor de riesgo cardiovascular por la falta de producción de vitamina K_2. Tenemos un artículo escrito por M. Kyla Shea y Rachel M. Holden, "Vitamin K status and vascular calcification: evidence from observational and clinical studies", que habla de «El papel de la vitamina K_2 en la calcificación de los tejidos blandos» (*Advances in Nutrition*, 2012). De una manera más o menos indirecta, si no tenemos una buena flora intestinal para producir la vitamina K_2, padeceremos una calcificación arterial, que es un marcador de riesgo de enfermedad cardiovascular.

En 2017, en *Circulation*, una de las biblias de la cardiología, se habla de la microbiota intestinal y su papel en las enfermedades cardiovasculares, esta vez va por una vía diferente a la de la vitamina K_2. Se sabe que sustancias como la fosfatidilcolina, la colina y la L-carnitina se encuentran en la carne. La carnitina, que facilita el transporte de ácidos grasos al miocardio para que el corazón tenga más energía, si se da como suplemento, podría fomentar el riesgo de que se produzca la trimetilamina (TMA). Esta TMA, cuando pasa por el hígado, se convierte en TMA oxidado y tiene efectos a nivel de los macrófagos, a nivel de las células endoteliales (produce disfunción endotelial) y termina degenerando en problemas arteromatosos y en trombosis. Esta es la explicación por la que comer carne roja es un factor de riesgo de enfermedad aterotrombótica: la producción de trimetilamina oxidasa (TMAO) en el hígado cuando no tienes una microbiota intestinal sana.

IMPORTANCIA DE LA LIMPIEZA INTESTINAL

Se sabe que la absorción del agua se produce en el intestino y el colon. Se puede decir entonces que el agua que circula por nuestras venas es «agua fecal». Esta es una versión un tanto prosaica de la conocida frase «Somos lo que comemos». Por un lado, nos debe hacer pensar qué contenido alimentario estamos enviando al intestino y cuál es la frecuencia de eliminación. ¿Cómo es el agua venosa que se absorbe el día 3 o 4 de una persona con estreñimiento que solo evacúa cada tres o cuatro días? Muy sucia: la sangre venosa llena de contenido intestinal no evacuado. ¿Puedes entender aquí la relación entre estreñimiento y migrañas? ¿Entre estreñimiento e inflamación? ¿Entre estreñimiento, dolores y malestar general?

Ese contenido turbio que circula por las venas puede aumentar el contenido de fibrina y la viscosidad de la sangre. Los glóbulos rojos en condiciones normales tienen carga eléctrica positiva, que hace que se repelan unos a otros evitando su aglutinación. En condiciones de suciedad e incremento de residuos, los glóbulos rojos se pueden recubrir de fibrina, por lo que pierden su carga positiva. Esto fomenta su adhesión entre sí y se crea lo que se conoce como «trombo rojo», frecuente en las patologías trombóticas venosas.

OTRAS GENERALIDADES

Hablemos ahora de ciertas enfermedades modernas, examinando también los órganos a través del «microscopio virtual». Un cerebro intoxicado, sucio, se comporta con signos de disfunción, demencia, falta de facultades. Lo conocemos como enfermedad de Alzheimer. Ya hay mucho escrito acerca del papel del aluminio, del mercurio, del gluten y del azúcar.

Otro libro que te recomiendo: *Cerebro de pan,* del neurólogo David Perlmutter, que habla de un exceso de cereales y su efecto devastador en las funciones cognitivas de las personas de la tercera edad. Entre otras razones, porque los cereales están modificados genéticamente y llevan glifosato en grandes cantidades por la forma actual de cultivo no ecológico.

Hay que tener en cuenta que las enfermedades tienen dos fases, según describe la homotoxicología, un brazo de la medicina integrativa de la que desafortunadamente se conoce poco.

Cuando pillamos el asunto en fase humoral, deberíamos poner toda la artillería pesada de limpieza extracelular en marcha porque en esta fase somos capaces de sacar la basura fuera. El problema surge cuando aparece lo que denominamos «cortes biológicos». La intoxicación empieza a pasar dentro de las células. Si interrogas bien a tu paciente, o si eres tú el paciente y estás leyendo esto, es muy común que sepamos cuándo ocurre uno de estos cortes biológicos. Es cuando decimos: «¡Uy! Aquella dosis de antibióticos, aquel viaje, aquel tratamiento…, a partir de ahí comenzó el problema degenerativo». Usando el ejemplo de la pecera: la fase humoral ocurre cuando la intoxicación está a nivel del agua. En esta fase hay mecanismos de excreción y reacción que permiten expulsar las toxinas (una diarrea, una bronquitis con mocos…). Tras el corte biológico aparece la fase celular por los mecanismos de depósito. Aquí ya el problema lo tienen los peces, que se inflaman y empiezan a morir. Tras el depósito vienen los mecanismos de impregnación y degeneración, lo que es el final, la fase neoplásica, el tumor, la desconexión total de la célula con el resto del cuerpo.

Hagamos caso de esto e interesémonos un poco más por la homo-toxicología. Echémosle un vistacito, porque nos aporta mucha información acerca de la detoxificación.

EL MIMETISMO. LA GRAN ESTRATEGIA DE LOS METALES PESADOS

¿Qué ocurre con los metales y cuáles son los minerales esenciales que se bloquean? A continuación te lo exponemos de manera esquemática, dado que se tratará más extensamente en un capítulo posterior.

- El arsénico bloquea la absorción de vitamina E, selenio y azufre.
- El cadmio bloquea el zinc, el magnesio, el selenio y el azufre.
- El cobre también bloquea el zinc, el magnesio, la vitamina C y la E.
- El plomo, como ya dijimos, bloquea el hierro, el calcio y el molibdeno (mineral esencial), interfiere en la formación de glóbulos rojos y contribuye a la aparición de problemas de huesos.
- El mercurio bloquea el zinc, el selenio, el hierro, y destruye la vitamina B_{12}.
- El aluminio bloquea la absorción de magnesio y produce los cuerpos de degeneración típicos de la enfermedad de Alzheimer en el cerebro.
- El níquel, un conocido carcinógeno, bloquea la absorción de manganeso.

A la vez que diagnosticamos la presencia de alguno de estos tóxicos, vendría bien, durante temporadas, aportar estos minerales para que el cuerpo encuentre alternativas a medida que vamos limpiando los metales tóxicos. La información de los déficits de minerales viene en el resultado de los mineralogramas en los que nos apoyamos para el diagnóstico de toxicidad por metales pesados. Estas relaciones nos ayudan a saber o recordar la forma como debemos abordar la suplementación.

A mí me gusta que la suplementación se dé con un objetivo específico, durante un periodo concreto, evaluando el resultado, tanto clínico como de laboratorio, si es posible. No soy amigo de tomar monosuplementos por largos periodos de tiempo («Es que he leído que el zinc viene muy bien para los huesos»). Cuidado, porque esto puede generar ciertos trastornos. Si vamos a suplementar algo, que sea con un objetivo concreto y diagnosticado, no por las buenas, porque nos han dicho que este mineral es muy bueno.

LOS GRANDES QUELANTES DEL CUERPO

¿Cuáles son nuestros grandes quelantes? Las metalotioneínas, unas enzimas potentísimas —hago referencia al artículo de *Neurochemistry International* del año 2014, cuyos autores son Sharma y Ebadi, titulado «Significado de las metalotioneínas en el cerebro envejecido»—, son las que se llevan los metales hacia fuera. Toman moléculas de cadmio, moléculas de plomo, moléculas de hierro... y las conducen a los sistemas de reducción u oxidación, generalmente en el hígado. Transportan tanto minerales buenos como minerales tóxicos. Son nuestras amigas queladoras que trabajan con nosotros de forma constante y sirven como potentes limpiadoras de radicales libres. El artículo lo dice claro: «La inducción fisiológica o farmacológica de las metalotioneínas puede aumentar la longevidad». Esto tiene que ver con el impacto que tienen los metales sobre la longitud de los telómeros.

Datos importantes sobre las metalotioneínas:
1. Constituyen una familia de metaloproteínas ricas en cisteína. Seguro que te suenan, ya que se puso de moda hablar de la NAC (N-acetilcisteína).
2. Se encuentran en el aparato de Golgi de las células (en el caso de los vertebrados como nosotros).
3. Tienen la capacidad de unirse a metales pesados.

Hemos hablado de cómo la microbiota intestinal nos ayuda a eliminar metales pesados, y ahora subrayamos el importante del azufre como gran suplemento, junto con la cisteína, para fomentar las metalotioneínas, nuestras amigas queladoras de metales pesados.

En 2015, en la revista *Scientific Reports*, Dixit y colaboradores publican: «El azufre alivia la toxicidad por arsénico reduciendo su acumulación y modulando el proteoma en el arroz». No es un artículo clínico, sino biológico. Sabemos que a la planta del arroz le encanta, que tiene esa debilidad por el arsénico. Y aquí se describe cómo el azufre atenúa la toxicidad del arsénico, disminuyendo sus riesgos carcinogénicos y los problemas básicos de la neuropatía periférica. Siempre que nos encontremos con neuropatías periféricas, debemos pensar en una posible toxicidad por arsénico.

¿CÓMO SUPLEMENTAMOS EL AZUFRE?

El gran quelador del arsénico es el DMSO. La molécula de DMSO contiene azufre. Te invito a estudiar un libro, *La guía del DMSO*, de Hartmut Fischer. El dimetilsulfóxido (DMSO) es una gran molécula que hay que saber entender, saberla utilizar, porque si no se maneja bien, puede resultar tóxica y no queremos que ocurra eso. Es una molécula derivada de la madera que, por vía tópica, ejerce un potentísimo efecto analgésico y antiinflamatorio. Tiene muchos usos. Puedes aplicar una gotita de DMSO en el agua al cepillarte los dientes, dado que ayuda a mantener las encías y controlar la microbiota de la boca. Al mismo tiempo, suplementa el azufre que necesitan las metalotioneínas para quelar metales pesados.

El MSM es la forma oxidada del DMSO. No he encontrado un libro en español, aunque seguro que los hay, donde se vea que hay mucha evidencia del MSM como un gran suplemento de azufre. La fórmula química del metilsulfonilmetano (MSM) es $C_2H_6O_2S$. Aportemos azufre para que, junto con el aminoácido cisteína, tengamos metalotioneínas de buena calidad que nos vayan eliminando metales pesados. La N-acetilcisteína (NAC) es una forma estable del aminoácido no esencial L-cisteína.

Evidentemente, también hay que buscar las fuentes de intoxicación. No se trata solo de eliminar los metales pesados que ya tenemos, sino de disminuir las fuentes de metales pesados, salir de la locura de la alimentación industrial y buscar una alimentación ecológica, cosméticos ecológicos.... Vamos a reparar nuestro ambiente.

BEBER AGUA DE MAR TRATADA

El último elemento del que quería hablar es el agua de mar, agua de mar profunda. Existe evidencia científica al respecto. En un artículo de la revista *Evidence-Based Complementary and Alternative Medicine* del año 2016, Zura y colaboradores afirman: «El agua de mar profunda aporta todos los minerales que el humano pudiera necesitar». Se dice que nuestro cuerpo es el 70 % agua, pero agua mineral. Esa agua es el agua de la pecera, la imagen que he utilizado en este capítulo. El espacio extracelular es agua mineral parecida al agua de mar. Según tu estilo de vida, puede ser agua limpia o puede ser agua tóxica.

Podemos considerar el agua de mar como ese elemento que nos ayuda a limpiar el espacio extracelular. Y cuando estás limpiando este espacio extracelular, aunque de forma activa no estés haciendo un tratamiento de quelación, estás limpiando el terreno para que puedan acceder las sustancias para que las metalotioneínas puedan circular, para que el azufre pueda llegar a su destino, para que los minerales y suplementos, una vez pasada la barrera intestinal, puedan llegar a su destino final, que es la célula y el espacio extracelular. Imagina ese espacio extracelular como una gelatina espesa, oscura, donde los peces no se pueden ver, no se pueden mover con libertad. Un espacio donde la información no llega ni por vía nerviosa ni por vía endocrina, y esa pecera se enferma. Sería un cuerpo que se oxida, disfunciona y enferma.

El agua de mar es uno de los grandes nutrientes que aporta magnesio, calcio, potasio, cromo, selenio, zinc y vanadio, entre otros. Existe una lista con prácticamente todos los elementos de la tabla periódica que de forma biológica están ahí; elementos que no requieren ninguna activación de ningún laboratorio físico.

Agua de mar: evidencia científica. Isotónica e hipertónica.

En la página www.saludterapia.com aparece un artículo de mi compañera Susagna Muns, nutricionista, miembro de la junta directiva de SESMI. En él afirma que en la actualidad se utiliza el agua de mar en los cuidados prenatales. Y también en otros ámbitos: en pediatría como complemento del aporte nutricional que mejora el crecimiento y que hidrata a nivel celular; en ginecología porque mejora la función glandular (imagina constantemente, a medida que vamos nombrando el órgano, el espacio extracelular); en dermatología, dado que restablece el equilibrio mineral, necesario para la correcta formación de la matriz de colágeno (si piensas en la belleza, usa agua de mar)... Asimismo, se habla de los beneficios del agua de mar en salud respiratoria y en la boca (favorece un correcto Ph bucal). Son también destacables sus beneficios a nivel cardiovascular, para la salud gastrointestinal y la producción hormonal.

Hay evidencia disponible acerca de cómo el agua de mar controla los factores de riesgo cardiovascular y mejora la función endotelial. René Quinton, uno de los grandes investigadores de este elemento, cuenta una historia de la Segunda Guerra Mundial: en Francia usaron agua de mar para trasfundir cuando escaseaba la sangre. Ello es debido a que el agua de mar es similar al plasma sanguíneo. Se conocen muchos beneficios cuando usamos el agua de mar para limpiar el espacio extracelular y para mantener la pecera limpia.

En resumen: veamos los órganos con una lupa virtual y comprobemos que todos ellos, incluso los huesos, tienen espacio celular y célula. Veamos los metales pesados (o los minerales pesados) interactuando ahí, en ese espacio extracelular intoxicando, bloqueando, combatiendo el selenio, el zinc, el hierro... y creando anemia. Y veamos, también, cómo nuestro cuerpo tiene una gran capacidad de detoxificación: a través de las metalotioneínas

con azufre, y a través de una limpieza del espacio extracelular que, en este caso, habría realizado el agua de mar.

Y con respecto a la microbiota intestinal, diremos que una sana microbiota intestinal es ya de por sí un elemento quelante de metales pesados.

DESINTOXÍCATE

3

ARTERIOSCLEROSIS, METALES PESADOS Y LA CONTROVERSIA DEL COLESTEROL

En el marco de mis investigaciones sobre los efectos del tabaco, me introduje en el tema de los metales pesados y la medicina ortomolecular, y unos ocho o diez años después, aquí estoy, intentando transmitir, del mejor modo posible, lo que para mí ha supuesto un nuevo paradigma, un importante cambio en la forma de ver a mis pacientes y las materias que estudio. Así, me he alejado un poco (no del todo) de determinadas materias, de aquella dinámica de estar constantemente estudiando ensayos clínicos que salen cada año, de nuevos fármacos, de nuevas moléculas, de nuevas cosas que se han patentado, siempre desde el punto de vista de la farmacología. Eso sigue ahí, claro, y yo, como cardiólogo, tengo la obligación de saber lo que se mueve en el mercado y lo que están tomando mis pacientes, pero, de manera paralela, me he ido formando en otros campos: medicina ortomolecular, ozonoterapia, terapia de quelación, terapia neural, medicina reguladora, nutrición…, básicamente lo que se conoce hoy día como medicina integrativa.

METALES PESADOS Y ARTERIOESCLEROSIS

Comencemos, pues, con la importancia de los metales pesados en la arterioesclerosis.

Socialmente, incluso dentro del mundo médico, hoy día se asume que la arterioesclerosis es una enfermedad que se produce porque las grasas van tapando arterias. O sea, que el colesterol va por ahí circulando sin control tapando las arterias cuando se supera un número determinado. Si lo tienes por encima de 200 te tapa arterias, pero si lo tienes por debajo, no lo hace. Y se acepta que el colesterol es algo que tú ingieres con la dieta (aunque, a veces, «desafortunadamente» lo produces tú). Y que si no comieras grasa estarías supersano porque no tendrías apenas colesterol. Y que necesitas una pastilla para controlar ese colesterol, y asunto resuelto.

Tenemos que entender que la arterioesclerosis es una enfermedad inflamatoria que suele empezar en el endotelio, la capa interna de la arteria que está en contacto con la sangre. Tras el inicio de la inflamación viene la diferenciación de monocitos y la activación de los macrófagos, dos tipos de glóbulos blancos que participan en los procesos de inflamación. Las LDL (lipoproteínas de baja densidad, por sus siglas en inglés; el colesterol malo) transportan esa maravillosa molécula de colesterol (que tenemos que dejar de demonizar) que llega con fines resolutivos y correctores del problema. No lo causa, como se da por sentado en la actualidad.

Desde la capa muscular de la arteria se produce la angiogénesis (formación de nuevos conductillos arteriales), fenómeno que forma parte del proceso de inflamación. El siguiente episodio es la formación de células en espuma, por todo lo que están haciendo ahí los macrófagos. Finalmente se produce el derrame de colesterol. El colesterol está ahí, pero no como parte del problema, sino intentando ser parte de la solución porque sirve para controlar la inflamación.

Lo primero que ha de quedar claro en este capítulo es que la arterioesclerosis no es un fenómeno en el que la grasa va por las arterias tapándolas, sino un fenómeno inflamatorio que puede ser agudo o crónico.

Con relación a esta inflamación de la arteria puede generarse un fenómeno adicional. Si un día esa arteria «se rompe por dentro» o «se agrieta» debido a que el proceso de inflamación llegó a debilitar al máximo el tejido, se puede producir lo que los cardiólogos conocemos como «ruptura de la placa de ateroma». En esos casos entran en juego las plaquetas y hacen que se forme un trombo, un coágulo. Ese coágulo de sangre puede llegar a ocluir completamente la arteria en pocos minutos, desencadenando un infarto.

En cardiología se ha definido como «placa vulnerable» aquella que presenta un riesgo de romperse y desencadenar el infarto. Existe mucha evidencia científica de que esta vulnerabilidad viene dada por la falta de colágeno. Hemos visto antes que el colágeno es la proteína que aporta estructura a los tejidos, y que sus precursores son la vitamina C y el silicio. De ello se deduce que un consumo adecuado de estos dos elementos, sea en su forma natural de alimentos o sea en forma de suplemento, tendrá un efecto protector en nuestras arterias.

DISFUNCIÓN ENDOTELIAL

Esta es la verdadera alteración inicial en el proceso de daño de la pared de las arterias. Los factores de riesgo tradicionales nos llevan a una disfunción endotelial. ¿Qué ocurre cuando se produce una disfunción endotelial a gran escala? Hay lesión y remodelado vascular (porque el endotelio está inflamado y no funciona bien), hay inflamación, vasoconstricción (si el endotelio está roto no puede mantener la vasodilatación) y trombosis (el endotelio contiene factores que previenen la trombosis).

Aquí tiene particular importancia el óxido nítrico (NO), un radical libre que nos ayuda (no todos los radicales libres son malos). Las funciones del óxido nítrico son:

- Bloquea la proliferación y migración de las células de músculo liso (CML). Vimos anteriormente que este es uno de los fenómenos típicos de la inflamación de la pared de la arteria.
- Es antiplaquetario, por disminuir el flujo de calcio hacia la célula, por aumentar el GMPc, y lo que resulta muy importante: la formación del receptor de la glicoproteína (GPIIa /IIb). Esto es lo que popularmente se conoce como «tener la sangre más líquida».
- Es profibrinolítico: disminuye la presión del PAI-I. También está relacionado con el concepto de «sangre más líquida».
- Es antiapoptosis.
- Es antiinflamatorio.

Debemos modificar el modo como percibimos el problema para conseguir frenar la enfermedad arterial, que sigue siendo la principal causa de enfermedad y muerte en nuestra sociedad. Si consultamos las cifras de incidencia de arterioesclerosis, infarto e ictus, vemos que no paran de crecer. Hemos conseguido frenar la mortalidad gracias a la intervención aguda, la angioplastia primaria, el implante de stents, los equipos de ictus de neurólogos..., pero la incidencia de la enfermedad no ha bajado. Esto es porque la forma en la que estamos controlando los factores de riesgo no es demasiado válido. Necesitamos abrir un poco la mente a otras formas de entender que esto es una enfermedad inflamatoria con un importante componente en el endotelio vascular.

El endotelio vascular de un adulto de 70 kg podría ocupar el equivalente a seis canchas de tenis. Su peso total sería de 3,5 kg y su masa celular estaría compuesta por 1 trillón de células endoteliales. Su importancia no está condicionada por factores cuantitativos (como decir que el colesterol tiene que estar por debajo de 200), sino cualitativos (el estilo de vida, las nanopartículas, la toxicidad, la misma insulina, los metales pesados...). Digamos que serían los principales disruptores, o agentes tóxicos, para el endotelio vascular.

Sigamos: una vez que se produce la inflamación, se forma la placa. Esta puede ser estable o vulnerable. Eso depende de la «capa fibrosa». Si esta se mantiene gruesa, conseguimos una placa estable. Ya te lo he contado antes, pero lo repito para que quede clara su importancia: en este mecanismo participa el colágeno, que, si es de buena calidad, mantiene la placa estable. Insisto: el colágeno, es muy importante, pero no solamente para los huesos, los cartílagos y la piel, sino también para la salud cardiovascular.

Cuando padecemos fenómenos de tipo inflamatorio que reducen la síntesis del colágeno y lo degradan, apoptosis de esta célula muscular lisa y acumulación de macrófagos activados, lo que tenemos es una capa que se vuelve delgada y se puede romper, y con un colágeno de mala calidad: la suma de estos factores hace que podamos tener un infarto de miocardio o ictus.

La totalidad del centro necrótico de la placa, que estaría lleno de basura, es expuesto a la luz y lo que nuestra naturaleza manda es que, cuando haya un objeto extraño de estas características en contacto con las plaquetas, ha de taparse. Así, puedes imaginar lo que supone una ruptura de placa y una formación de trombo en una arteria coronaria de un diámetro de apenas 3,5 milímetros (máximo 4 en el tronco principal izquierdo): daría pie a un infarto agudo de miocardio.

El ácido ascórbico es precursor (junto con otros) de la formación de las fibras de colágeno. A este respecto, la teoría que más me encaja es la de Linus Pauling, considerado el padre de la medicina ortomolecular. Este ingeniero estadounidense defiende que el desencadenante de la enfermedad crónica que termina manifestándose como arterioesclerosis es un déficit de vitamina C, un déficit de ácido ascórbico.

METALES QUE DAÑAN LAS ARTERIAS POR DENTRO

Tenemos evidencia, fundamentada en diversos estudios, de que son básicamente tres los metales que pueden producir daño endotelial, alteraciones en la función vascular y, por último, arterioesclerosis. Estos metales son: arsénico, plomo y cadmio.

En el artículo de R.R. Packard y P. Libby, «Inflammation in atherosclerosis: from vascular biology to biomarker discovery and risk prediction» (Clin Chem. 2008 Jan;54(1):24-38. doi: 10.1373/clinchem.2007.097360. PMID: 18160725), se demuestra que esto de lo que hablamos no es nada nuevo, aunque, a decir verdad, no se le ha hecho mucho caso, porque se ha creado una especie de saquito con lo que se consideran los factores de riesgo. Desde mediados del siglo pasado, un estudio llamado coloquialmente «el Framingham» recoge tales factores de riesgo. Básicamente que la arterioesclerosis se relaciona con el tabaco, la diabetes, el colesterol, la hipertensión, la obesidad, la historia familiar y el sedentarismo. Algunos incluso hablaban de personalidad tipo A. Luego se incluyó el estrés de manera más global. Sin embargo, los metales pesados, por ejemplo, no se mencionaban.

En este sentido, cabe destacar un artículo de Prozialeck y cols., publicado en 2008 en *Toxicological Sciences* y que lleva por título: «El sistema vascular como un blanco de la toxicidad por metales» (2008; 102(2):207-218). En él podemos leer: «Metales tóxicos como el cadmio, el arsénico y el plomo poseen serios riesgos para la salud humana. La importancia de estos metales como perjudiciales para la salud es evidente, porque están clasificados entre los diez primeros de las listas de la Agencia para Sustancias Tóxicas y Registro de Enfermedades». Esta es una institución de Estados Unidos que se dedica a clasificar las sustancias tóxicas que abundan y que nos rodean hoy día en la alimentación y por la contaminación.

El artículo está escrito por diversos científicos del Departamento de Farmacología (Illinois), Departamento de Salud Ambiental (Cincinnati-Ohio), Departamento de Microbiología e Inmunología (Illinois), Departamento de Farmacología y Toxicología (Míchigan) y Departamento de Salud Ambiental y Ocupacional (Universidad de Pittsburgh de Pensilvania).

Asimismo, conviene mencionar otro artículo aparecido en 2009 en la revista *Arterioesclerosis, Trombosis y Biología Vascular*, una revista de prestigio para los que se dedican al tema de la trombosis y los investigadores del área vascular. En él se afirma que el cadmio es un factor de riesgo independiente, y nuevo, de arterioesclerosis precoz. Esta afirmación está basada en un estudio con ratones. También recoge muchas referencias de todo lo que se ha estudiado con respecto al cadmio, un conocido cancerígeno y disruptor de la función endotelial, y la causa número uno de la obstrucción arterial en el fumador. Todos conocemos al clásico fumador que empieza con la llamada «enfermedad de los escaparates»: quien la padece tiene que detenerse cada cierto tiempo para aliviar el dolor que siente en los gemelos al caminar. Si la enfermedad progresa, aparece la gangrena, primero en los dedos, para al final acabar en amputaciones, operaciones, cateterismos, etc. Por eso vamos a dedicarle un apartado al terrible vicio de fumar.

EL TABACO

Además de cadmio, el tabaco contiene butano, metano, ácido acético, arsénico (que es inodoro, incoloro e insípido, por eso se le denomina «el rey de los venenos y el veneno de los reyes»; también es causa de la disfunción endotelial), monóxido de carbono, metanol, amonio, nicotina (que consigue la adicción), tolueno, hexamina... Es curioso que nos llamemos *Homo sapiens* cuando todavía estamos gastando el dineral que gastamos en este veneno, cuando todavía este veneno es legal, cuando además está gravado con impuestos. Esto es un reflejo de la sociedad en la que vivimos, que dista mucho de ser una sociedad consciente, sobre todo con respecto a la salud.

Este es el motivo por el que fumar, que no es un vicio relacionado con las grasas, puede inducir arterioesclerosis. Y si esto es así, ¿por qué seguimos con la fijación de que a toda persona con arterioesclerosis hay que bajarle el colesterol? ¿Qué sentido tiene? Alguien podría argumentar que estuvo fumando durante quince años y que hace tres años lo dejó. Se asume que al dejar de fumar el riesgo desaparece de inmediato. Pero no es así: lo cierto es que todavía tiene un montón de cadmio por ahí y las arterias inflamadas porque la vida media del cadmio en el organismo es de años si no se emplea una estrategia que lo limpie (quelación). Sin embargo, los médicos nos dedicamos a bajarle el colesterol, a prescribir estatinas y a decirle que la culpa de todo son las grasas. Esto es un error grave. No todo es colesterol, y no me canso de repetirlo.

Lo que intento transmitir es que tengamos una visión un poco más «fina» de lo que es un cuerpo humano. Gracias a la tecnología moderna, contamos con la facilidad de ver los órganos de forma espectacular; recordemos que hace tres o cuatro décadas no era tan sencillo. Por eso, ahora nos estamos dando cuenta de que no solo son las arterias coronarias las que se enferman, por lo que es recomendable hablar de todo el árbol arterial, que se incluyan las arterias grandes y también las finitas. Las que conforman lo que los médicos llamamos elegantemente «microcirculación».

Si queremos dar este cambio y poder entender por qué funciona la medicina ortomolecular y por qué funciona la quelación de metales, debemos ser capaces de ver con imágenes la circulación coronaria y mio-cárdica con sus ventrículos, arterias, arteriolas y capilares microscópicos.

COLESTEROL Y SUS FUNCIONES

Hace un tiempo, me animé a publicar un artículo, porque interesa que salgamos de la «colesterolmanía» si queremos hacer un trabajo de verdad, que tenga un impacto social.

El colesterol tiene sus mecanismos, sus historias... hay que estudiarlo bien. Hay que distinguir entre personas que tienen algo elevado el colesterol (y, por ende, riesgo de enfermedad coronaria) y personas que lo tienen ligeramente por encima de 220. Las primeras merecen un tratamiento aparte. Las segundas no necesitan tomarse ninguna pastilla, no tiene ningún sentido.

El título del artículo de S. Mejía Viana «From Framingham to Hunt 2: 60 Years Blaming the Wrong Culprit?», publicado en 2015 en la *Journal of Cardiology & Current Research* (4(1): 00131), refleja la controversia que a este respecto materializaron dos estudios, Framingham y Hunt 2. A continuación ahondaremos más en ellos.

FRAMINGHAM

La fase inicial de Framingham incluyó a 5.209 personas (hombres y mujeres), con edades comprendidas entre los treinta y los sesenta y dos años, de un pueblecito llamado Framingham, al lado de Boston. Esto llevó a la identificación de los principales factores de riesgo cardiovasculares que conocemos incluso en la actualidad: hipertensión, colesterol alto, tabaquismo, obesidad, diabetes y vida sedentaria. Hoy día Framingham es en sí mismo una empresa que lleva desde entonces retroalimentando su teoría con más ensayos y con más investigación clínica que refuerza la importancia de esos factores de riesgo.

HUNT 2

Es un estudio realizado por una universidad de Noruega. Incluyó a 52.087 noruegos, con edades comprendidas entre los veinte y los setenta y cuatro años, que participaron en el Nord-Trøndelag Health Study (Hunt 2, 1996-1997) y que fueron seguidos durante años. Es un estudio con muchísimo peso estadístico, hecho con una población determinada, la población noruega, que, en efecto, tiene unas características diferentes a las del estudio Framingham, pero que también son diferentes de Colombia (donde yo nací) y de Málaga (donde vivo). Esto ya, de por sí, es un sesgo que tiene la ciencia moderna.

¿Cuál sería la muestra representativa para que un estudio sea válido en la población global? 7,5 billones de habitantes, más o menos. Otros dicen 7,7. Somos muy dados a extrapolar resultados estadísticos, lo que nos lleva a que, a veces, no contamos con las muestras adecuadas. Por eso 52.087 noruegos tienen mucho peso, pero es solo una población.

El estudio Hunt 2 lo que intentó fue buscar una correlación entre el colesterol total y la mortalidad total y por enfermedad cardiovascular.

Este artículo se publicó en 2012, y su título no tiene desperdicio: «¿Son válidas las guías y los algoritmos de riesgo actuales? Diez años de datos prospectivos del Hunt 2». Esto es: ¿son estas guías de prevención cardiovascular válidas? Ellos se atreven a decir que, por lo menos en su población, lo que se está haciendo con la bajada masiva del colesterol no tiene explicación lógica.

Tras análisis epidemiológicos, el colesterol emergió como un factor de riesgo sobrestimado en la población. Encontraron particularmente en mujeres, con rango entre 5 y 7 (entre 280 y 300 de colesterol en nuestras unidades) que la mortalidad era menor. (En Noruega se usan las unidades milimoles por litro —mmol/l—, mientras que en España usamos miligramos por decilitro —mg/dl—.)

O sea, que en ese estudio se encontró que mujeres con entre 280 y 300 de colesterol presentaban menor mortalidad total y cardiovascular. ¿Cómo explicamos esto ahora que le decimos a toda la población que si no tiene menos de 200 de colesterol va a morir de un infarto? Dicho sea de paso, cuando yo terminé la carrera en el año 1988, veíamos el colesterol con una cifra variable que era: 200+edad. Por lo que he comentado antes, el colesterol tiene unas funciones determinadas y, como es lógico, si estás entrando en la menopausia, es esperable que el colesterol suba un poco para producir más hormonas. Así 200+edad sería un valor normal de colesterol. Si tienes setenta años, le toleramos un valor de 270. Si tienes cuarenta años, se tolera un valor de 240. Pero lo que no se puede es decir que toda la población, con independencia del sexo, la raza y la edad, tiene que bajar el colesterol a menos de 200. Voy escuchando voces autorizadas que recomiendan un colesterol total de 300 como factor protector y promotor de la longevidad. Estas voces, por supuesto, no están dentro de las sociedades científicas de cardiología por un conflicto de intereses que ya es ampliamente conocido.

Así pues, la comparativa de estos dos estudios nos dice que puede que llevemos sesenta años culpando al sujeto equivocado. ¿Por qué? Porque la membrana de cada célula del ser humano está compuesta, entre otros, por lípidos y colesterol (es decir, ¡grasa!). Esto de que haya colesterol ahí no termina de comprenderse. Muchos médicos dicen a los pacientes que el colesterol lo generan ellos... ¡como si hubiese dos tipos de personas, las que producen colesterol y las que no! El que sabe del metabolismo del colesterol se queda un poco sorprendido con esta afirmación. Pues sí, el colesterol lo estás produciendo tú, tu cuerpo, afortunadamente, y lo hace por varias razones. Una de ellas es que es un constituyente primario que le da a la membrana celular integridad, algo importantísimo. No tenemos pared celular como los vegetales porque no somos rígidos, somos seres flexibles, seres con órganos que tienen que trabajar muchísimo, membranas celulares de una alta complejidad, y ahí es donde el colesterol es necesario.

Sin un colesterol adecuado, las células, literalmente, se romperían en pedacitos y caerían en el flujo sanguíneo. Las organelas saldrían a su aire por ahí, incluso no habría estructura. Aquí enlazo con otro mito que dice que la estructura la da solamente la proteína y no es así, porque la estructura de la célula tiene mucho que ver con la grasa.

Otra función crítica del colesterol es servir como antiinflamatorio y por eso está en la placa de ateroma: para intentar controlar los lípidos, que realmente son derivados o responsables de la inflamación. Estas grasas «malas» son el ácido araquidónico, los leucotrienos y los tromboxanos, entre otros. Es hora, pues, de ir deshaciendo la clasificación popular de «colesterol bueno» y «colesterol malo».

El colesterol compensa, balancea, tiene la función antiinflamatoria: si la arteria está inflamada, será normal que encontremos colesterol ahí.

Entonces, ¿cuáles son las funciones del colesterol?
- Es esencial para la vida.
- Forma parte de las membranas celulares.
- Es importante para las fibras nerviosas (la mielina es dependiente de un buen nivel de grasa).
- Es precursor de las hormonas sexuales (estrógenos, andrógenos, progesterona...).
- Está en la bilis para la digestión de las grasas en el intestino.
- Se convierte en vitamina D con la luz del sol.

COLESTEROL BAJO Y RIESGO DE DEMENCIA

¿Qué estamos haciendo en la actualidad? La revista *Neurobiology of Lipids* declara en un artículo del año 2004 de forma rotunda que el déficit de colesterol es causa de neurodegeneración. Está siendo devastador para nuestra tercera edad la suma de niveles tan bajos de grasas saludables en la dieta, los niveles muy bajos de colesterol, la presencia de metales pesados y, tal como he mencionado anteriormente citando al neurólogo David Perlmutter, el «cerebro de pan».

A la persona con neuronas que funcionan mal se le dan diagnósticos como:
- enfermedad de Alzheimer.
- enfermedad de Parkinson.
- demencia microvascular.

Cuando vas descubriendo estas cosas, este tipo de medicina, esta manera de ver las enfermedades, se van diluyendo las ganas de describir los síndromes con nombres de personas para hablar más de la disfunción de un órgano. La ciencia médica y la industria farmacológica se retroalimentan. Se describe una enfermedad con un nombre determinado para luego investigar qué molécula farmacológica puede ser aplicable a ella haciendo estudios de correlación estadística. En ese punto fue donde nos perdimos en el infinito de las clasificaciones de enfermedades, de ensayos clínicos que persiguen demostrar la eficacia de alguna medicación y de científicos que van ampliando su currículum en una interminable carrera en busca de la ciencia en lugar de la salud.

Esta alusión al tema de la bajada del colesterol a toda costa la hago porque hay que terminar con la colesterolmanía para que podamos abrir la mente a otras cosas.

METALES PESADOS, UN LLAMAMIENTO AL ESTUDIO, UN LLAMAMIENTO A LA ACCIÓN

PLOMO

Sabemos que la exposición al plomo aumentó durante la década de los setenta como consecuencia del uso del tetraetilato de plomo en la gasolina. Durante la época de mayor producción de esa gasolina sin plomo, se pudieron haber liberado a la atmósfera hasta 600.000 toneladas de plomo anuales. Si entendemos que el plomo tiene una vida media de metal, o sea, una vida media muy larga, quiere decir que aún hoy día puede haber plomo circulante por ahí, plomo en el polvo, en nanopartículas que, afortunadamente, ya están siendo estudiadas por las sociedades «normales» de cardiología. Se sabe que las nanopartículas de la contaminación son entendidas como el noveno factor de riesgo cardiovascular en la actualidad.

PLOMO INHALADO O INGERIDO

- El agua, porque las tuberías tienen plomo, puede llevarlo a tu casa y a tu cuerpo.
- Las pinturas. Y no solo las pinturas de casa: ojo a los tatuajes. La gente que se ha tatuado por todas partes y va cumpliendo años puede desarrollar enfermedades. Habría que exigir que los tatuadores empiecen a utilizar otro tipo de pinturas que, evidentemente, son más caras y que, por ello, se usan menos.
- La polución industrial.
- El tabaco.
- Y la tierra.

El plomo aumenta el estrés oxidativo. Disminuye la biodisponibilidad del óxido nítrico que, como radical libre, es clave para una correcta función endotelial; no todos los radicales libres son negativos. Hay radicales libres necesarios y los hay tóxicos. El balance en esas ratios es lo que lleva a la salud, a la no oxidación y a la longevidad. El plomo aumenta la inflamación, el sistema renina-angiotensina, fomenta la disfunción autonómica (el sistema nervioso autónomo) e induce efectos epigenéticos. La epigenética es un campo potente en el que tenemos que aprender a navegar. No necesariamente estamos marcados por los genes. Un gen se puede expresar o no dependiendo del entorno. Puedes tener genes que, si no los activas, no se van a manifestar. Así, aunque tengas tendencia familiar a la cardiopatía isquémica, si no la facilitas fumando ni teniendo conductas proenfermedad cardiovascular, puedes pasar toda tu vida sin padecer nada de lo que presentaban tu padre o tu abuelo.

¿Qué más efectos produce el plomo? Eleva la tensión arterial, disminuye la función glomerular Y, reduce la variabilidad de la frecuencia cardiaca, algo que sabemos es un mal pronóstico a medio y largo plazo. La variabilidad de la frecuencia cardiaca es fundamental para una salud cardiovascular y mental. Esto finalmente produce arterioesclerosis, enfermedad crónica renal e hipertensión.

La vida media del plomo en el cuerpo es extremadamente larga, ya que tiende a acumularse en los huesos. La relación entre este metal y la enfermedad cardiovascular ha sido reconocida desde hace décadas, y existe evidencia consistente desde el punto de vista epidemiológico de que el plomo es un factor de riesgo establecido para la hipertensión, el estrés oxidativo y la inflamación endotelial, los eventos disparadores de la arterioesclerosis. Todo aquello que produce disfunción endotelial es lo que produce la arterioesclerosis.

El plomo ha desaparecido en cierta medida de las pinturas, de la gasolina… y existe mucha más conciencia del plomo que del cadmio, pero, sin embargo, la gente sigue fumando.

CADMIO

La producción de cadmio aumentó durante el siglo XX como resultado de la producción de baterías de níquel-cadmio, coberturas de metal y estabilizadores de plástico. ¿Qué pasó? Que, como no supimos desechar de forma adecuada las baterías, lo que conseguimos fue lo que ya comentamos acerca de la contaminación de las aguas: se evaporaban con su cadmio, luego llovía y la tierra y los cultivos se contaminaban.

Añadir que el cuerpo que contiene cadmio lo que hace es cubrirlo con tejido graso para que no circule, de manera que resulta imposible adelgazar.

CADMIO INHALADO O INGERIDO

* La comida, debido a que la tierra está contaminada.
* La polución ambiental.

- El cigarrillo.
- La tierra.

El cadmio aumenta el estrés oxidativo, disminuye el glutatión (importantísimo antioxidante), se une a las metalioteoninas y al glutatión; también produce cambios epigenéticos, hipertensión arterial y disfunción de la función tubular, y en el riñón, el efecto del cadmio es bastante peligroso.

Concluimos, pues, que el cadmio es un factor de riesgo cardiovascular, en especial de enfermedad coronaria.

ARSÉNICO

El arsénico es un metaloide presente en la corteza terrestre. La intoxicación crónica por arsénico se está convirtiendo en una epidemia emergente en Asia. Estudios epidemiológicos han demostrado que dicha intoxicación crónica a través de la ingestión de agua contaminada se asocia con diversas enfermedades cardiovasculares.

Entre estas enfermedades cardiovasculares se cuentan la aterosclerosis carotidea detectada por ecografía, la alteración de la microcirculación, el intervalo QT prolongado y el aumento de la dispersión del intervalo QT en electrocardiografía, y trastornos clínicos como hipertensión, enfermedad del pie negro (una enfermedad vascular periférica única endémica en el sudoeste de Taiwán), enfermedad arterial coronaria e infarto cerebral. La intoxicación crónica por arsénico es un factor de riesgo independiente para la enfermedad cardiovascular.

FUENTES DE ARSÉNICO

- **Alimentos:** El arsénico en los alimentos tiende a ser la forma orgánica, que es menos preocupante que la inorgánica. Entre los alimentos que contienen altos niveles de arsénico se hallan el arroz, los mariscos, los champiñones, los cereales de arroz y las aves de corral.

- **Agua:** En algunas regiones del mundo, el arsénico se encuentra naturalmente en el agua potable; a menudo, las fuentes de consumo contaminadas con arsénico se hallan en comunidades rurales y en lugares, en general, donde este elemento químico puede filtrarse desde el suelo.
- **Ciertas industrias:** El arsénico no se usa con tanta frecuencia como antes. Sin embargo, algunas industrias todavía lo emplean. Destacan industrias de tratamiento y fundición de madera; las industrias del tabaco y los combustibles fósiles también liberan arsénico en el aire y en el agua.

Los CDC (siglas en inglés correspondientes a Centros para el Control y la Prevención de Enfermedades), centros epidemiológicos por excelencia de Estados Unidos, informan de la evolución de la enfermedad cardiovascular en pacientes diabéticos de más de treinta y cinco años, desde 1997 hasta el año 2011. La curva que representa la enfermedad cardiaca o ictus no para de subir. Es en la década de los noventa cuando apareció la «colesterolmanía» (bajar el colesterol a toda costa). Y cuando llegó la lovastatina, pensábamos que había llegado Dios y a todo el mundo comenzó a caerle su buena dosis de este fármaco.

Desde el año 2003 al 2012, todos los medicamentos para el colesterol (sean estatinas o cualquier otro) lo único que han hecho es crecer, de la misma manera que la enfermedad. Cuando alguien dice que esta curva de aumento es normal suelo sacar el ejemplo de la tuberculosis: cuando hace cien años diagnosticaban a alguien de tuberculosis o de lepra, no le quedaba otro remedio que el ingreso en un sanatorio, dirigidos por personal religioso, y pasar el resto de su vida aislado por riesgo al contagio porque no existía cura. Saco este tema a colación porque mi tesina de licenciatura, hecha en Colombia, fue un estudio epidemiológico de pacientes con lepra. En la actualidad, esos sanatorios no existen porque la ciencia ha conseguido tratar tanto la tuberculosis como la lepra, sin necesidad de aislar de por vida a esos pacientes. Los sanatorios modernos son las salas de hemodinámica. Cada vez hay más. El negocio de la arterioesclerosis es el más rentable que hay con sus stents, los catéteres, la cirugía de baipás..., un señor negocio, en definitiva, que no hace más que crecer. ¿Hay realmente un interés preventivo para disminuir los números tanto en ingresos como en publicaciones científicas? La prevención no está de moda porque no es rentable, y eso se nota en la sociedad.

Cuando la ciencia se anime a encontrar la causa de la arterioesclerosis, ocurrirá lo mismo que sucedió con la tuberculosis y la lepra: comenzarán a bajar los casos de enfermedad cardiovascular, de enfermedad cerebrovascular y arteriopatía periférica. Entonces empezaremos a cerrar hospitales, con lo que eso representará para los que invierten en esta enfermedad. En poco tiempo, lo «moderno» y lo «cool» será invertir en salud.

ESTATINAS VS. SABIDURÍA

Las estatinas bloquean la producción de colesterol y si vamos siguiendo la información que añado, no tenemos razones para bloquearlo, y mucho menos la coenzima Q10, de la que ya hablaremos en el apartado ortomolecular. Esta es un compuesto liposoluble que posee una actividad antioxidante poderosísima. ¿Recuerdas cuando te hablé del «estrés oxidativo»? Es consecuencia de no tener suficientes antioxidantes y de tener exceso de radicales libres peligrosos. La coenzima Q10 es uno de los principales antioxidantes de que disponemos y desempeña un papel crucial combatiendo el estrés que producen los radicales libres.

Hay que entender que el envejecimiento no es cuestión de tiempo, es cuestión de radicales libres: estrés, destrucción de proteínas, daño genético.

También decía que la coenzima Q10 está comprometida en reacciones de al menos tres enzimas mitocondriales, lo que la convierte en un componente esencial en la cadena de transporte de electrones.

Y podemos hacernos la pregunta: ¿de qué se quejan las señoras de más de sesenta años que toman estatinas, cuando dicen: «Doctor, me canso»? Se les mira por si tienen un problema cardiaco y se ve que el corazón se contrae bien, pero siguen con el cansancio. Lo que les sucede es que no producen energía, porque la estamos bloqueando a nivel celular y, así, ¿cómo no se van a cansar?

Sin la coenzima Q10 nuestros cuerpos no pueden sobrevivir. Y antes te decía que sin colesterol la célula tampoco tendría forma, con lo cual, ¿qué estamos haciendo los médicos dándole a la gente a partir de los cuarenta años un fármaco que bloquea la coenzima Q10 y que bloquea el colesterol? Muy simple, envejecerla y enfermarla.

«*So I make no mistake*»: me encanta esta frase en inglés, porque, cuando la pronuncias así, con esta rotundidad, es que te estás implicando hasta la médula diciendo: «¡Que no me equivoco, que lo que digo va a misa!». Pues así lo añado en el artículo que publiqué: no me equivoco cuando digo que un tratamiento a largo plazo con una estatina básicamente es una enfermedad mitocondrial e iatrogénica (nota: enfermedad iatrogénica es aquella producida por un tratamiento médico).

¿Cuáles son algunas enfermedades mitocondriales? Pues ya las hemos nombrado, aunque las vamos a recordar: párkinson, alzhéimer, diabetes, fibromialgia, fatiga crónica, muchas miocardiopatías dilatadas (el médico en estas miocardiopatías dilatadas se fija en el alcohol, en la isquemia, en las infecciones de las miocarditis y, de repente, da un triple salto mortal y se va a la genética). En cardiología no nos han enseñado que el déficit de selenio genera cardiomiopatías, que el déficit de coenzima Q10 también puede producir cardiopatías, que el déficit de tiamina, el de vitamina D y un montón de déficits nutricionales pueden hacer que tu corazón no funcione bien, y lo que hacemos es hacer este triple salto mortal a la genética o al tratamiento experimental con células madre. La fibromialgia, nefropatías idiopáticas, esclerosis múltiple, epilepsias... son también enfermedades mitocondriales. ¿Te resulta familiar?

Yo tengo una manera un poco sarcástica de afrontar este tema. Al principio me incomodaba un poco, ya no. Es una manera de decir: «Pero ¿es que no lo veis? ¿No veis que, en lugar de bajar la enfermedad coronaria y cerebral, y tratar el colesterol como el «chico malo», lo único que hemos hecho es que todo esto crezca?», porque la incidencia de párkinson, alzhéimer, fatiga crónica, cardiopatías, diabetes... no ha hecho más que crecer. Estamos prescribiendo estatinas a manos llenas bajo el pretexto de que estamos previniendo el infarto y no conseguimos el objetivo, pero sí conseguimos lo segundo: la enfermedad iatrogénica.

En un artículo del *Expert Review of Clinical Pharmacology* del año 2015, también se afirma que las estatinas estimulan la arteriosclerosis y la insuficiencia cardiaca. Existen muchas voces autorizadas hablando en este mismo lenguaje, unas independientes, otras no. Hay revistas un poco menos controladas donde ya se pueden publicar más cosas. En el Reino Unido, el doctor Aseem Malhotra afirma taxativamente que el problema es el azúcar en la dieta y el exceso de carbohidratos. En Estados Unidos, por otro lado, el doctor Stephen Sinatra (uno de los primeros cardiólogos en ejercer la medicina ortomolecular en ese país) en su libro *The Truth About Statins*, habla de la verdad acerca de las estatinas. Y algo similar ocurre en Francia con el doctor Philippe Even y su libro *El mito del colesterol*.

Este es un asunto al que cuesta entrar, porque es un tema tan difundido y una creencia tan amplia que es difícil salir de lo que siempre se nos ha dicho. La manera como se nos presenta la evidencia científica a los médicos tiene un formato común: un estudio estadístico en el que se comparan dos grupos de personas. El grupo del medicamento y el grupo del placebo. De rutina se estudia la diferencia a cinco años y no más allá. Por defecto, lo que se compara es la «mortalidad». Nunca se estudia si una enfermedad se cura. Solo te presentan estudios en los que la mortalidad fue reducida en un porcentaje (a veces tan ínfimo como un 11 %). Con una adecuada estrategia de difusión, en congresos y a través de revistas patrocinadas por sociedades científicas, se llega a convencer al colectivo médico de los beneficios de cada medicamento. Y los médicos, a su vez, transmitimos estas opiniones a la sociedad: un auténtico lavado de cerebro colectivo, en suma.

La coenzima Q10 participa en la producción de energía en lo que podríamos llamar el motor de cada célula: la mitocondria. Entonces, al bloquear la coenzima Q10 disminuimos la capacidad de producir ATP (adenosín trifosfato, que es la molécula que nos aporta energía). Ponerle obstáculos a la producción de energía de nuestras células no parece una buena idea y no nos debería sorprender que muchas personas, tras varios años de estarse bloqueando esta sustancia con las pastillas para bajar el colesterol, presenten enfermedades degenerativas con mayor facilidad.

Las estatinas inhiben la síntesis de vitamina K_2, el cofactor de la matriz de la activación de la proteína Gla que, a su vez, protege de la calcificación arterial. Sabemos que sin vitamina K_2 se calcifican los tejidos blandos. Y las arterias y las válvulas cardiacas son fuente de calcificación.

¿Existe alguna reacción bioquímica entre la calcificación de las arterias y los niveles de colesterol? Pues no. No existe ninguna relación entre el colesterol y el calcio. Pero el calcio en el tac de coronarias, ¿es un factor de riesgo reconocido? Pues sí, lo es. Entonces, ¿por qué aún no nos estamos fijando en el calcio de las arterias y seguimos con la «colesterolmanía» que nos lleva a pensar que hay que bajar el colesterol a toda costa?

Las estatinas inhiben la biosíntesis de selenoproteínas, una de las cuales es la glutatión peroxidasa, que sirve para suprimir el estrés oxidativo.

Conviene recordar en este punto que existe una enfermedad por déficit de selenio llamada «enfermedad de la carne blanca», endémica en algunas zonas de China. También se sabe que hay miocardiopatías dilatadas en niños y en adultos cuando hay déficit de este elemento; se denomina «enfermedad de Keshan». Una miocardiopatía dilatada es una enfermedad en la que el músculo del corazón pierde su fuerza y desencadena lo que conocemos como insuficiencia cardiaca.

¿Qué ocurre también cuando los niveles de selenoproteína no son los adecuados? Que la tiroides se puede venir abajo. Como ya dijimos de las mujeres que toman estatinas desde los cuarenta y a los sesenta mencionan que se cansan, habría que ver cómo está la tiroides. Y no solo hay que fiarse de los valores de TSH. Cuando se estudia la tiroides hay que mirar mucho más.

Además, un impedimento en la biosíntesis de selenoproteínas puede ser un factor en la insuficiencia cardiaca y en miocardiopatías dilatadas. Si no diésemos el triple salto mortal desde el alcohol y la isquemia hasta la genética, y pasáramos por lo ortomolecular, podríamos mejorar mucho la función cardiaca y el pronóstico de estos pacientes.

Científicos de Japón, de los que he extraído la mayor parte de la información anterior, aseguran que se necesita revisar de forma seria las guías que recomiendan el tratamiento con estatinas. Desde luego, con esta afirmación te vas a la FDA (Food and Drug Administration en Estados Unidos) y, por razones obvias, te pueden echar de allí a tomatazos. El que no conoce la historia tiende a repetir los errores o a creerse que todo lo que brilla es oro. La historia de la FDA y la medicina basada en la evidencia que nos impregna con su conocimiento van de la mano. Es cuestión de abrir la mente e investigar con ella abierta.

¿Qué sería lo primero que tendríamos que transmitir a los individuos de nuestra sociedad? Que entendieran que la arterioesclerosis es una enfermedad inflamatoria, y que no es grasa tapando arterias, de manera que podamos adoptar estrategias basadas en la verdad. Me animé a autoeditar un libro: *Heavy metals, ascorbate deficiency and atypical risk factors* ['Metales pesados, déficit de ácido ascórbico y factores de riesgo atípicos'], un cambio de paradigma en la cardiología moderna. El libro está en inglés y espero poder traducirlo al español en algún momento.

TEORÍA DE LINUS PAULING

Un artículo de Matthias Rath y Linus Pauling titulado «A Unified Theory of Human Cardiovascular Disease Leading the Way to the Abolition of This Disease as a Cause for Human Mortality» ['Una teoría unificada para la enfermedad cardiovascular humana podría abrir el camino para la abolición de esta enfermedad como causa de mortalidad'], publicado en el *Journal of Orthomolecular Medicine* del año 1992 afirma que la enfermedad cardiovascular es la consecuencia directa de la incapacidad para la producción endógena de ascorbato o ácido ascórbico —esto es, vitamina C— en el hombre, en combinación con una ingesta baja.

Es decir, el ascorbato o ácido ascórbico entra en el cuerpo por la dieta. Ya lo hemos mencionado antes de paso cuando hablamos del colágeno y de sus precursores. El déficit de este se conoce como «escorbuto», que era la enfermedad de los marineros, porque, en otras épocas, cuando estos se echaban a la mar no tenían acceso a frutas o verduras frescas y, con el tiempo, desarrollaban un déficit severo de vitamina C y se morían con hemorragias masivas, desangrados... ¿De dónde vienen las hemorragias? Vimos que la vitamina C es precursora del colágeno. Si no tienes vitamina C, tu colágeno es de mala calidad, hasta que dejas de producirlo y esto hace que las arterias se vuelvan permeables y se dé una ruptura de tejidos. Si no tienes colágeno para formar la arteria y que el endotelio (conjunto de células que se encuentra en el interior de las venas, arterias y capilares) sea firme, llega un momento en el que la arteria se va rompiendo, lo cual conlleva desangramiento.

Cuando tienes un nivel no tan severo como el escorbuto, pero sí mantenido en el tiempo, de déficit de vitamina C, generas un problema a nivel arterial que el cuerpo intenta resolver con inflamación. Y eso, a lo largo del tiempo, genera una enfermedad inflamatoria que atrae otras sustancias, como la lipoproteína A, que pueden acabar obstruyendo la arteria. Así, lo que en un inicio era un fenómeno protector, se convierte en un fenómeno irritativo constante que termina por desarrollar una esclerosis arterial que, dependiendo de la arteria de la que estemos hablando, llevará a la isquemia del órgano en cuestión.

Mantener buenos niveles de vitamina C sería una forma mucho más efectiva de prevenir la enfermedad cardiovascular que medir los niveles de colesterol. Así, se debería tener controlado cuánta se consume en la dieta, en cualquier época del año.

Esta es una teoría que me encanta. Yo la aplico en la actualidad y me fijo en los pacientes que padecen enfermedad cardiovascular o tienen riesgo, y los animo a que tomen vitamina C —naranja, kiwi, limón...— para prevenir los factores más importantes de la arterioesclerosis. Un último dato en relación con esta vitamina: se sabe que un cigarrillo no solo tiene cadmio, que irrita el endotelio, sino que consume hasta 250 mg de vitamina C.

ASCORBATO

También el déficit de ascorbato produce vasoconstricción —la vitamina C participa en tres o cuatro puntos diferentes de la función endotelial—. Un endotelio sano es aquel que permite la vasodilatación arterial: las arterias no son tubos rígidos, sino que reaccionan a estímulos, al igual que el resto del cuerpo, y tienen vasodilatación y vasoconstricción a demanda. El ejercicio requiere vasodilatación. Cuando no tienes capacidad de vasodilatación porque careces de la vitamina C suficiente, porque tu endotelio no funciona bien o porque tus arterias están rígidas por el depósito de calcio, empiezas a tolerar mal el ejercicio, un síntoma claro de envejecimiento. Esto es así porque las arterias ya no producen la vasodilatación necesaria para los músculos, para el corazón y para el cerebro durante el ejercicio.

El déficit de ascorbato también puede provocar trombofilia (fenómenos trombóticos). Solo hablando del déficit de vitamina C, ya tenemos una explicación para los fenómenos de la enfermedad cardiovascular, que son: la estrechez arterial y la protrombosis (las arterias que se tapan por coágulos de forma aguda y llevan al infarto o al ictus).

En la revista *JACC (Journal of the American College of Cardiology)*, de referencia mundial en cardiología (una de las biblias de los cardiólogos), el doctor Gervasio Lamas publicó un artículo sobre metales pesados que, para mí que estoy en esto de los metales pesados, supuso como una palmadita en la espalda, algo así como si me dijeran: «¡Vamos bien, chaval!». Este artículo describe el estudio TACT 2. *Trial to Assess Chelation Therapy* ['Ensayo para valorar la terapia de quelación'], cuyos *end-*

points —esto es, los acontecimientos clínicos— primarios eran la mortalidad total, el infarto de miocardio, el ictus, la revascularización coronaria y los episodios de hospitalización por angina en una población de pacientes que ya habían tenido algún problema coronario.

El título del artículo de G. Lamas, A. Navas-Acien, D. Mark et al. es «Heavy Metals, Cardiovascular Disease, and the Unexpected Benefits of Chelation Therapy» (J Am Coll Cardiol. 2016 May, 67 (20) 2411–2418). Parece broma lo de «el beneficio inesperado», cuando en Estados Unidos, desde los años cincuenta, hay cientos de publicaciones que incluyen miles de pacientes y que hablan de los beneficios de la terapia de quelación. Detrás de todas estas cosas, siempre hubo movimientos políticos e intereses económicos, algo que, hoy día, ya no nos tiene que sorprender, porque cada vez lo vemos expuesto con mayor claridad. La forma como está diseñada la ciencia médica actual y sus fármacos genera el concepto de «medicamento huérfano» que, al no tener un laboratorio que lo patrocine, por no ser patentable, se deja en el olvido sin que la sociedad se pueda beneficiar de él. Hay que empezar a promover esta técnica, sumamente sorprendente, para que se pueda usar de forma regular y segura por los médicos en los hospitales. En otro capítulo se habla con detalle de la terapia de quelación con EDTA (ácido etilendiaminotetraacético, por sus siglas en inglés).

RESULTADOS DEL TACT 2

En la población total se consiguió una reducción de los *endpoints* primarios en un 18 % (muchas estatinas nos las han vendido con menos de esta reducción). Y, en pacientes diabéticos, ojo al dato, una reducción del 41 %. Si esto lo hubiésemos mostrado con otro fármaco, habríamos salido a hombros por la puerta de cualquier congreso europeo, americano, australiano...

El EDTA disódico mitiga los efectos del cadmio y del plomo porque los saca del cuerpo de una manera bastante elegante desde el punto de vista científico. Hay quien ha denominado la terapia de quelación con EDTA como el hijo bastardo de la cardiología moderna. La población cardiológica en general y la cardiología moderna en particular desconocen esta información, o no la aceptan, porque tiene la visión macroscópica de los tubos que se ocluyen y que se destapan con stents o que se tratan con baipases de venas. Son técnicas serias que han salvado muchas vidas, y el infarto agudo de miocardio es otra cosa desde que se abre la arteria con el stent.

Pero, desde el punto de vista del conocimiento de lo que es un cuerpo humano, de la célula, de la bioquímica, no deja de ser una técnica muy burda. Cuando realmente nos centremos en la prevención real basada en la célula, en lo ortomolecular, en la precisión, en las enzimas, estaremos dando en el blanco y es cuando vamos a prevenir realmente la enfermedad cardiovascular en aras de mejorar la longevidad individual y de la población.

El doctor Elmer M. Cranton, en pleno auge del baipás coronario, se atreve a titular el libro *Bypassing Bypass Surgery* ['Evitar la cirugía de baipás'], en cuya cubierta dice lo siguiente: «Terapia de quelación, un tratamiento no quirúrgico, para tratar la arterioesclerosis, mejorar la circulación bloqueada y disminuir el proceso de envejecimiento». Qué verdad más fácilmente dicha y qué poco caso se le ha hecho hasta ahora... A ver si conseguimos mejorarlo.

Otro libro suyo, algo más antiguo, *A textbook on EDTA Chelation Therapy*, describe con todo lujo de detalles la terapia de quelación, su historia y los primeros protocolos.

BRING BACK THE FAT!

Tenemos que hacer las paces con la grasa, abrir la mente, salir de la colesterolmanía y comenzar a buscar los factores de riesgo atípicos. Entender que hay mucha desinformación sobre las grasas saturadas, porque, entre otras cosas, las grasas trans son insaturadas; por eso, queda mucho por estudiar y dejar atrás los mitos: meterse en la nutrición basada en la verdad nos va a mejorar muchísimo la calidad de vida.

El manejo estadístico de la ciencia moderna es una herramienta muy valiosa para mentir de forma elegante, para mostrar resultados parciales... y también para mostrar resultados interesantes. Sin embargo, la estadística no deja de ser una herramienta que se puede manipular.

En este sentido, cabe mencionar que en el artículo de H. Okuyama «Statins stimulate atherosclerosis and heart failure: pharmacological mechanisms» ['Las estatinas estimulan la arterioesclerosis y la insuficiencia cardiaca: mecanismos farmacológicos'], publicado en 2015 en la revista *Expert Review of Clinical Pharmacology*, se describe la trampa estadística que creó la apariencia de que las estatinas son seguras y efectivas en la prevención primaria y secundaria de la enfermedad cardiovascular.

CONCLUSIONES

- ¿Seguimos culpando al enemigo equivocado? Sí.
- La arterioesclerosis es una enfermedad inflamatoria y no «grasa tapando arterias».
- Los metales pesados, en especial el plomo y el cadmio (también el arsénico), deben ser considerados una causa probada de arterioesclerosis.
- El tratamiento con estatinas puede no ser tan seguro como pensamos. A largo plazo, podría producir una enfermedad mitocondrial iatrogénica.

«En medicina no existe "siempre" ni "nunca"» es una de las frases que yo aprendí del decano de la facultad donde estudié la carrera, que era un auténtico sabio: el doctor Luis Alfonso Vélez. Aprendí muchísimo de él, tenía una apertura de mente increíble. Decía que un verdadero investigador no se permite el lujo de opinar, un verdadero investigador mantiene su mente abierta, aunque haya demostrado que su hipótesis es positiva, es verdadera y la estadística se la apruebe, porque no tardará en llegar otro investigador que demuestre justo lo contrario. Por eso no existe siempre ni nunca, y la individualización es la clave. Nadie tiene tu misma huella digital, con lo que nadie tiene nada como tú. Tus enzimas son las tuyas, y nadie más las tiene en su cuerpo, porque están en el tuyo, aunque el nombre sea el mismo. Tu troponina es tu troponina y no se puede manifestar en las troponinas del vecino, porque él vive en otro cuerpo.

DESINTOXÍCATE

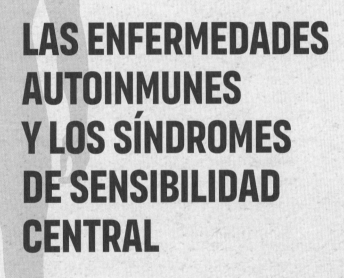

LAS ENFERMEDADES AUTOINMUNES Y LOS SÍNDROMES DE SENSIBILIDAD CENTRAL

4

ENFERMEDADES AUTOINMUNES

En términos simples, la autoinmunidad es una condición crónica en la que el sistema inmunológico ataca el tejido sano de órganos como la tiroides, la piel, las articulaciones... La medicina convencional se centra en el órgano o tejido donde está presente la autoinmunidad. Por ejemplo, el tratamiento para la enfermedad tiroidea autoinmune se centra en el manejo de la hormona tiroidea, y el tratamiento para la artritis reumatoide se basa en reducir la inflamación en las articulaciones. La medicina occidental a menudo ve la enfermedad autoinmune como crónica e incurable, con el enfoque principal en el manejo de los síntomas.

A pesar del creciente número de casos, todavía es muy difícil para los pacientes autoinmunes obtener un diagnóstico preciso y, por lo general, lleva años y muchas visitas al médico. Esto se debe en gran parte a que los síntomas varían de persona a persona, no son específicos, pueden aparecer y desaparecer en frecuencia e intensidad, y pueden imitar los de otras afecciones.

Se conocen más de cien condiciones autoinmunes. Algunas de las más comunes son:

- diabetes tipo 1
- psoriasis/artritis psoriásica
- tiroiditis de Hashimoto
- lupus
- enfermedad inflamatoria intestinal (enfermedad de Crohn, colitis ulcerosa)
- artritis reumatoide
- esclerosis múltiple
- enfermedad celíaca

* enfermedad de Addison
* enfermedad de Grave
* síndrome de Sjögren

No todos los médicos convencionales están igualmente capacitados para reconocerlas y ejecutar los diagnósticos apropiados. A la mayoría de nosotros simplemente no nos lo enseñaron en detalle en la Facultad de Medicina; no obstante, varias especialidades aportan la capacitación adicional en enfermedades autoinmunes, como la reumatología.

Para hacerlo más difícil, no hay una sola prueba de diagnóstico general. Por ejemplo, si se sospecha autoinmunidad, la primera prueba que se suele pedir son los anticuerpos antinucleares (ANA). Y aunque un resultado positivo junto con los síntomas indique la necesidad de más pruebas, un resultado negativo no significa necesariamente que no se tenga una afección autoinmune. En cualquier caso, generalmente se solicitan pruebas adicionales.

Ahora, si estás pensando: «Espera, se supone que mi sistema inmunológico me protege. ¿Por qué me traicionaría atacándome?», si tienes la capacidad para razonar así, ya estás en el camino correcto de pensamiento crítico para comprender la enfermedad autoinmune.

Es cierto que si se padece una enfermedad autoinmune el cuerpo está dañando su propio tejido. Esto es lo que causa los síntomas desagradables como fatiga, erupciones, dolor en las articulaciones, aumento de peso… Sin embargo, tu cuerpo no te ha traicionado; por el contrario, está tratando de protegerte.

El problema es que en algún momento el sistema inmunológico se confundió, sus señales se codificaron y ahora su tejido sano está atrapado en el fuego cruzado de citoquinas. ¿Por qué y cómo se confundió tu cuerpo? ¿Y por qué nuestros padres y abuelos no parecían tener estos mismos problemas en su juventud? La medicina convencional afirma: «No sabemos por qué sucede esto en algunas personas y no en otras. Puede ser genético y ambiental». Con todo, hay una clara evidencia de que una combinación específica de factores contribuye a la formación de enfermedades autoinmunes.

Hasta tiempos relativamente recientes, la genética y el medio ambiente eran las dos principales causas reconocidas de autoinmunidad, pero no explicaban la imagen completa. Hace unos diez años, el médico e investigador doctor Alessio Fasano demostró que la función de barrera intestinal desempeña un papel importante en la autoinmunidad. Pudo concluir que cuando la función de la barrera intestinal se ve comprometida, la capacidad del cuerpo para regular la respuesta inmune se desequilibra, lo que puede ser un factor causal en la enfermedad autoinmune. En su investigación, identificó una proteína, la zonulina, que se libera en presencia de la exposición del intestino delgado a bacterias (sobrecrecimiento bacteriano en el intestino delgado, SIBO por sus siglas en inglés) y gluten, entre otros desencadenantes ambientales. La zonulina influye en las uniones estrechas en el intestino, lo que genera un aumento en la permeabilidad intestinal y la enfermedad autoinmune en individuos genéticamente susceptibles.

Para la medicina integrativa la autoinmunidad es un problema del sistema inmunológico que tiene causas específicas. Para que tenga lugar se combinan habitualmente tres factores:

1. Una predisposición genética. Ciertas variaciones genéticas, llamadas polimorfismos de nucleótido único (SNP por sus siglas en inglés), nos predisponen a la autoinmunidad, lo que explica por qué la enfermedad autoinmune tiende a ser hereditaria. Sin embargo, los genes por sí solos no producen enfermedad, sino que los otros dos factores deben estar presentes también, lo que demuestra cuán importantes son los factores epigenéticos.

2. Permeabilidad intestinal o «intestino permeable». Cuando las uniones entre las células que recubren el intestino delgado son «permeables», las proteínas y los patógenos que están destinados a permanecer en el tracto gastrointestinal pueden moverse hacia el cuerpo, y el sistema inmunológico debe responder. La vida moderna nos predispone al intestino permeable, ya que una dieta deficiente, un alto nivel de estrés, infecciones furtivas tratadas con antibióticos repetidamente y la exposición a toxinas son factores que contribuyen de forma multifactorial.

3. Un disparador. Con la genética y un intestino permeable como causas fundamentales clave, el sistema todavía necesita un desencadenante para encender el fuego de la autoinmunidad. Los desencadenantes pueden ser sensibilidades alimentarias como el gluten y virus como el Epstein-Barr. También puede haber desencadenantes ambientales como exposición al moho/micotoxinas, traumas de cualquier tipo, metales pesados, carga corporal tóxica, radiación, estrés crónico, medicamentos, exposición química, privación del sueño, infecciones no diagnosticadas, implantes mamarios, tabaquismo o una combinación de estos. Con respecto al medio ambiente, hay un dicho en la medicina integrativa: «Los genes cargan el arma y el medio ambiente aprieta el gatillo». En otras palabras, solo porque se tenga una predisposición genética a una enfermedad o trastorno no significa que se manifestará a menos que algo lo desencadene.

El enfoque del tratamiento que ofrece la medicina convencional para la autoinmunidad es suprimir la respuesta inmune general, utilizando potentes medicamentos inmunosupresores. Esto tiene sentido en términos de manejo de los síntomas, en un enfoque único a corto plazo para todos (y a veces es necesario por la severidad de los síntomas). Ahora bien, este enfoque no aborda lo que realmente está causando la respuesta inmune. Sin mencionar cómo aumenta el riesgo de que aparezcan otros problemas de salud al apagar parcialmente el sistema inmunológico del paciente.

Para los que nos hemos acercado a la medicina integrativa y hemos reconducido nuestros enfoques diagnósticos y de tratamiento, el objetivo es siempre tratar la(s) causa(s) individual(es) de la enfermedad. Por tanto, la estrategia de tratamiento para las enfermedades autoinmunes es abordar los factores causales en los que podemos influir: el medio ambiente y la salud intestinal. Y estos serán diferentes para todos. Como médico integrativo, las toxinas ambientales siempre son de particular interés. Este libro es una buena muestra de ello.

Si es necesario, podemos usar pruebas de diagnóstico para identificar qué toxinas están causando problemas. Algunos ejemplos incluyen: metales pesados, moho/micotoxinas, plásticos (ftalatos, bisfenoles) y pesticidas/herbicidas. Además, suele ser útil realizar pruebas específicas para verificar si hay trastornos de la microbiota y permeabilidad intestinal porque las causas ambientales y los problemas de salud intestinal suelen coexistir.

Ahora que sabemos por qué y cómo se llega a desarrollar la enfermedad autoinmune, podemos usar un enfoque integrativo para descubrir, apoyar y corregir los problemas de raíz. No podemos cambiar la genética, pero sí apoyar la expresión genética óptima usando las siguientes herramientas:

1. Tratar la permeabilidad intestinal. En toda autoinmunidad, abordar la salud intestinal es esencial. A menudo, esto comienza con una prueba de heces para descubrir cualquier sobrecrecimiento o desequilibrio en la microbiota, junto con el cambio de dieta, estilo de vida y enfoques suplementarios para restaurar la barrera intestinal. Una dieta de eliminación puede ser útil, descartar el gluten y otros alimentos desencadenantes de origen industrial. Esto varía para cada persona, pero constantemente recomiendo suprimir el gluten debido a la investigación del doctor Fasano mencionada anteriormente, que muestra la conexión entre el gluten, la zonulina y la autoinmunidad.

2. Adoptar una dieta rica en nutrientes con alimentos naturales. Es importante suministrar al cuerpo y al sistema inmunológico los nutrientes esenciales necesarios para una función óptima. Elegir alimentos sin procesar y grasas saludables (como aceite de oliva, aceite de aguacate, aceitunas, nueces, semillas y grasas omega-3 de peces capturados en el medio silvestre, como el salmón y las sardinas). Reducir o incluso eliminar los carbohidratos refinados, el azúcar refinado, los edulcorantes artificiales y el alcohol. Uno de mis libros de cabecera en este sentido es *The Paleo Approach. Reverse Autoimmune Disease and Heal Your Body* ['El enfoque paleo. Revierta la enfermedad autoinmune y cure su cuerpo'] de Sarah Ballantyne.

3. Evaluar y aprender a controlar el estrés. Este es un factor subyacente a todas las enfermedades, incluidas las enfermedades autoinmunes. Ejercicios de respiración profunda, coherencia cardiaca, yoga, mindfulness, chi kung, taichí, danza, practicar los hobbies,

desarrollar el arte según las preferencias y talentos propios forman parte de este «protocolo» de tratamiento.

4. Recuperar la capacidad de tener un sueño reparador. Según la edad y la actividad física se habla de entre siete y nueve horas por noche para los adultos. Existe toda una galería de suplementos, hierbas, terapias florales, aceites esenciales y remedios espagíricos dedicados a ayudar a conciliar sueño. Aquí es fundamental entender los ritmos circadianos y el manejo de la luz solar, así como las luces del domicilio. También los campos electromagnéticos de aparatos en casa y en el dormitorio deben ser manejados correctamente para poder tener un sueño largo y reparador cada día.

5. Eliminar los metales pesados. En los capítulos correspondientes de este libro se recoge una amplia información sobre cómo empezar. Particularmente, en presencia de amalgamas dentales de metal, hay que acudir a un dentista certificado para que las retire de manera segura (de lo contrario, si no es con un protocolo adecuado, mejor no tocarlas).

6. Eliminar tantos productos químicos del entorno como sea posible: es una locura la cantidad de toxinas que se esconden en productos de limpieza, cosméticos, alimentos, plásticos, detergente para ropa, ambientadores, etc.

7. Ejercicio físico diario. Aproximadamente 30 minutos al día es óptimo para la mayoría de las personas, pero no hay una receta única para todos. Se debe practicar según el nivel de salud y el estado físico. No todos se benefician de los entrenamientos de alta intensidad, pero todos necesitamos movernos.

8. Equilibrar las hormonas (sistema endocrino). Dado que la enfermedad autoinmune afecta a más del doble de mujeres que hombres, es probable que haya un componente hormonal que considerar. Se requiere entendimiento y manejo de cortisol, progesterona, estrógeno, DHEA, testosterona, insulina, entre otras hormonas.

9. Suplementación adecuada y a medida. Hay una amplia variedad de suplementos que apoyan una respuesta inflamatoria saludable, entre los que destacan los omega-3, curcumina, boswellia, vitamina

D, magnesio, ashwagandha y un multivitamínico de alta calidad. No hay un solo suplemento que sea una cura mágica para la autoinmunidad, pero los nutrientes y hierbas bien elegidos son increíblemente útiles para reducir la inflamación y apoyar el equilibrio del sistema inmunológico. No obstante, se debe tener en cuenta que muchas hierbas y suplementos de «estimulación inmunológica» pueden no ser apropiados cuando el sistema inmunológico ya está hiperactivo.

10. Naltrexona a bajas dosis (LDN —*low dose naltrexone*—, sus siglas en inglés). Este es un medicamento que se da como fórmula magistral y que puede ayudar a modular el sistema inmunitario de manera positiva, con riesgos y efectos secundarios mínimos. Merece la pena ampliar esta información si es de tu interés.

SENSIBILIDAD QUÍMICA MÚLTIPLE Y SÍNDROMES DE SENSIBILIDAD CENTRAL

El término «sensibilidad química múltiple» (SQM) fue acuñado por Mark R. Cullen en 1987. Se define como un trastorno crónico adquirido, caracterizado por síntomas recurrentes que aparecen como respuesta a bajos niveles de exposición a múltiples productos químicos, sin relación química entre sí, y que previamente eran bien tolerados. En general, estos síntomas pueden ser atribuidos a diferentes órganos y sistemas.

La SQM no es una patología inmunológica y no se debe confundir el concepto de sensibilidad con el de alergia. Para evitar esta confusión y debido a la implicación de agentes ambientales distintos de los productos químicos en la etiología de la enfermedad, la Organización Mundial de la Salud (OMS) propuso en 1996 el término «intolerancia ambiental idiopática» (IAI) para esta y otras afecciones, pero se continúan utilizando ambos términos en los artículos científicos.

La Clasificación Internacional de Enfermedades (CIE) de la OMS no contempla esta patología como una entidad nosológica. Con todo, sí permite a los gobiernos oficializar las dolencias de sus ciudadanos que no ha catalogado a nivel internacional. Algunos países como España han incluido el término en su índice alfabético, asignando un código de identificación a esta patología. En septiembre de 2014, el Ministerio de Sanidad, Servicios Sociales e Igualdad (MSSI) reconoció la SQM incorporada en la CIE-6 (Clasificación Internacional de Enfermedades) en su versión CIE-9-MC (CIE-9 modificación clínica) dentro del grupo de «alergias no específicas» (código 995.3). Con la entrada en vigor de la CIE-10, el 1 de enero de 2016, tras casi treinta años de vigencia de la CIE-9MC, la sensibilidad química múltiple siguió codificándose como alergia no especificada, hipersensibilidad, código T78.40 (CIE-10), lo que permitió conocer solo algo mejor su incidencia en la población.

La falta de herramientas de la medicina actual para detectar trastornos funcionales no visibles con técnicas de imagen genera un marco de injusticia y de vacío científico con una población que sufre, muchas veces en silencio, los efectos devastadores de estas patologías. Además, no son pocos aquellos a los que se les atribuye una patología psicológica y son enviados al especialista correspondiente para recibir fármacos psicoactivos. El deterioro de la calidad de vida de estas personas es tal que pueden llegar a abandonar el empleo, alcanzar un deterioro funcional físico manifiesto y presentar dificultades para relacionarse, sin posibilidad de disfrutar del ocio, tiempo libre...

Los médicos y sanitarios que ya conocemos y practicamos el entorno de la llamada «medicina ambiental» vamos empleando herramientas de diagnóstico, orientación y tratamiento. Habitualmente, para evaluar la calidad de vida relacionada con la salud, se utiliza el cuestionario Short Form Health Survey (SF-36). Cuestionarios como Congruity Life Satisfaction Measure (CLS), Satisfaction with Life Scale (SWLS) y Life Satisfaction Index Z(LSIZ) ayudan, asimismo, a estimar la satisfacción de la calidad de vida. Una de las mejores herramientas de diagnóstico es el cuestionario QEESI que, entre otras cosas, incluye también un apartado para valorar la calidad de vida.

A pesar de la dificultad para ofrecer este diagnóstico desde el colectivo médico, que es el primero que presenta dudas sobre su existencia, se va encontrando información de relevancia práctica. Estos pacientes han de afrontar serios problemas para demostrar su grado de incapacidad, para tener bajas laborales consecuentes con sus crisis y demás características del entorno laboral de un paciente con enfermedad crónica. Un informe relativamente reciente recoge toda la información respecto a la sensibilidad química múltiple y sería bueno que lo consultáramos todos los sanitarios involucrados en este camino de la medicina ambiental y sus problemas sanitarios. El informe, elaborado por Mónica Valderrama Rodríguez y colaboradores, disponible en internet, es: *Actualización de la evidencia científica sobre sensibilidad química múltiple (SQM)*. Madrid: Ministerio de Sanidad, Servicios Sociales e Igualdad, 2015.

Como orientación para el diagnóstico nos apoyamos en los siete criterios de Cullen, a saber:

1. Se trata de un desorden adquirido, relacionado con una(s) exposición(es), insulto(s) o enfermedad(es) documentable(s) del ambiente.

2. Los síntomas implican más de un sistema orgánico. Limita la atención a afectados con síntomas muy complejos.

3. Los síntomas aparecen y desaparecen en respuesta a estímulos predecibles. Esto excluye los pacientes cuyos síntomas permanecen constantes, sin variación o que, en gran parte, no están relacionados con las exposiciones.

4. Los síntomas son provocados por exposiciones a sustancias químicas de clases estructurales y modos de acción toxicológicos diferentes. Esto lo distingue de las reacciones alérgicas, que se desencadenan por sustancias específicas.

5. Los síntomas son provocados por exposiciones que son demostrables, aunque de bajo nivel. Significa que otras personas, distintas del afectado, son capaces de percibir la presencia de la sustancia, por el olor, por ejemplo, aunque sin producirles molestias.

6. Las exposiciones que provocan los síntomas han de ser muy bajas, entendiendo por tales aquellas que están por debajo de las exposi-

ciones promedio que se conocen que son capaces de causar respuestas adversas en las personas.

7. No hay ninguna prueba funcional orgánica única que pueda explicar los síntomas. Esta característica excluye a los individuos cuyos síntomas se puedan atribuir a broncoespasmos, vaso espasmos o a cualquier otra lesión o condición reversible que se pueda identificar o tratar específicamente.

En esta misma línea de planteamiento están los llamados «síndromes de sensibilidad central», que pertenecen a una familia de síndromes que comparten el mecanismo común. «Central» significa que el problema está a nivel del cerebro y la médula espinal. Y el problema radica en que las neuronas (células del cerebro y de la médula espinal) son «hiperexcitables» o sensibles debido a cambios en la forma en que se expresan. También pasa con las terminales nerviosas periféricas.

Las células sensibles amplifican o producen mensajes más fuertes que recibimos de nuestros sentidos (por ejemplo, el tacto puede sentirse como dolor; la luz normal resulta molesta; el sonido puede ser experimentado como incómodo...). Otro ejemplo: las células pueden enviar información activadora del sistema simpático que producirá palpitaciones, mareo, falta de regulación de la temperatura corporal, lo que puede aparecer como una respuesta exagerada para el aparente pequeño estímulo que la desencadenó. Es frecuente que en este proceso se vaya desarrollando progresivamente cada vez más intolerancia a los alimentos, productos químicos y medicamentos.

Pertenecen a esta clasificación de síndromes de sensibilidad central:
- EM/SFC (encefalomielitis miálgica / síndrome de fatiga crónica)
- FM (fibromialgia)
- SQM (sensibilidades químicas múltiples)
- CLD (enfermedad de Lyme crónica)
- SII (síndrome del intestino irritable)
- TMD (trastornos temporomandibulares)
- POTS (síndrome de taquicardia ortostática postural)
- RLS (síndrome de piernas inquietas)

98

DESINTOXÍCATE

Otros autores incluyen el síndrome de laringe irritable, el síndrome de estrés postraumático, dolor torácico no cardiaco (costocondritis), el síndrome de dolor miofascial y otros síndromes de dolor.

Los neurotransmisores que están involucrados en algunos de los síndromes de sensibilidad central incluyen:

- serotonina
- norepinefrina
- dopamina
- GABA

El dolor que se manifiesta en estos casos es de dos tipos diferentes: hiperalgesia y alodinia. La hiperalgesia toma el dolor normal de las cosas que todos consideran dolorosas (una extremidad rota, un diente infectado, etc.) y lo empeora. A menudo se le conoce como «subir el volumen» del dolor. Esto hace que cosas como lesiones, cirugías y fuentes crónicas de dolor sean especialmente debilitantes. La alodinia, por su parte, se refiere a un dolor por cosas que no deberían doler, como el cepillo de ropa contra la piel o el brazo apoyado contra el costado al dormir. Puede hacer que la ropa sea dolorosa, incluso cuando no está demasiado apretada, o que no se pueda disfrutar de un abrazo. Convierte todo tipo de experiencias ordinarias en dolorosas, lo que a menudo supone tener que realizar cambios significativos en la vida para minimizarlas.

Durante los últimos treinta años han aumentado los estudios relacionados con los síndromes de sensibilidad central. La comprensión de la fisiopatología que comparten los distintos síndromes que lo componen es una herramienta eficaz para poder desempeñar un papel eficiente como profesionales sanitarios. No solo los médicos deben estar capacitados para tratar a pacientes con estos problemas, sino que profesionales como los nutricionistas, entre otros, deben tener las herramientas necesarias para intentar mejorar la calidad de vida de estas personas.

Los trabajos más recientes van generando la evidencia científica en la que apoyar el tratamiento. Los nutricionistas, por ejemplo, han detectado el importante rol de la histamina. Los expertos en medicina ambiental se inclinan siempre por la detoxificación en general, tal como se mencionaba anteriormente para los problemas autoinmunes, y también hay evidencia acerca de la importancia de la dieta y de la microbiota en el desarrollo y en el mantenimiento de los síntomas.

Las pautas de tratamiento son muy individualizadas, dependiendo de la severidad de los síntomas, del compromiso emocional y mental, y del nivel de incapacidad física de cada sujeto afectado. Las intolerancias alimentarias marcan la vía de administración de suplementos y el tipo de nutrición. Aquí hay que destacar el papel primordial que tiene la llamada «dieta de rotación», de la que hablaremos en otro capítulo, en la que nos apoyamos los que tratamos este tipo de patologías para poder garantizar un nivel mínimo de nutrición, esquivando las intolerancias presentes y evitando desarrollar nuevas.

Sirva este apartado para dar visibilidad a un colectivo de personas que habitualmente sufren en silencio la incomprensión de sus compañeros de trabajo y de sus vecinos. Presentan síntomas raros desencadenados por agentes químicos como limpiadores o aromas determinados que les dificultan en gran medida la convivencia. También están aquellos que reaccionan a los campos electromagnéticos como el teléfono móvil, el wifi, las antenas de telefonía móvil...

Durante mis últimos años de práctica clínica dentro del entorno de la medicina ambiental he visto decenas de pacientes con estos problemas. Grandes sufridores, aislados de la sociedad en general y de su entorno particular, que no encuentran apoyo ni en su médico de cabecera ni en ningún especialista. Se les hace muy cuesta arriba encontrar a alguien que les pueda diagnosticar y definir un entorno seguro de trabajo. ¿Cómo pides una baja laboral y a quién, y con qué método de diagnóstico se va a demostrar que el ordenador de tu sitio de trabajo te produce arritmias, dificultad para concentrarte y varios síntomas más? ¿Cómo demostrar que el aroma del perfume de tus compañeros de trabajo te genera un mareo que llega incluso al presíncope? Es, pues, necesario que la medicina ambiental se convierta en una asignatura transversal y que todo el personal sanitario se forme en esta disciplina, porque es el entorno en el que vivimos y no podemos hacer la vista gorda ante lo que está pasando.

DESINTOXÍCATE

5

METALES PESADOS Y POTENCIALMENTE TÓXICOS

Este capítulo requiere ánimo de aprendizaje. A lo mejor no es para leer de corrido, sino para tener como referencia de consulta en tu biblioteca. Vivimos un momento muy intenso, ya que la contaminación nos llega por tierra, mar y aire. Los alimentos están contaminados. El aire y el agua también lo están. Nos han dicho que el sol es peligroso. Nos han desconectado de la naturaleza. Y, como si fuera poco, al personal sanitario no le han enseñado nada de lo que aquí te cuento.

Si ves el panorama actual, la mayoría de los síntomas acaban siendo tildados de «infección» y se les asigna su correspondiente antibiótico. Prácticamente nadie habla de un tóxico como posible causa de fiebre.

Para poder tomar el control de nuestra salud debemos adquirir este conocimiento, ver los ingredientes de los alimentos que nos venden o los componentes de lo que elabora la industria, y empezar a reclamar elementos menos tóxicos. Recientemente ha salido una normativa en España que obliga a retirar el dióxido de titanio de los medicamentos y de los suplementos. Quiere decir que, si hacemos ruido, las autoridades se ven obligadas a dictar cambios. Y si no las autoridades, los empresarios sí, para no ver que sus ventas bajan.

Te recomiendo una lectura pausada. El saber no ocupa lugar. En este caso te puede ayudar a definir qué cosas comprar, qué cosas comer. Es bueno y sano entender el entorno que te rodea para que hagamos un cambio. Vayamos juntos a conocer qué es eso de los metales pesados de los que tanto se habla.

En este capítulo aprenderás mucho sobre las características particulares de los metales más tóxicos y sobre las sustancias químicas que se pueden usar para eliminarlos del cuerpo con un especialista entrenado. En un capítulo posterior expondremos las estrategias naturales de desintoxicación que puedes aplicar sin la necesidad de un especialista y que son las que puedes llevar a la práctica diaria en tu vida.

BASES BIOQUÍMICAS Y CLÍNICAS

En algún momento de nuestras vidas, todos hemos estudiado la tabla periódica de los elementos. Resulta interesante que aprendamos dos o tres cositas: si miramos la tabla con detalle, observaremos la cercanía del zinc con el cadmio. Uno tóxico donde los haya (el cadmio) y el otro micronutriente básico donde los haya (el zinc). Sin embargo, en la tabla periódica estos dos elementos son vecinitos, pertenecen al mismo grupo y se comportan de la misma manera. Otros ejemplos son el plomo (tóxico) y el calcio (necesario) que compiten entre sí, de igual modo que el mercurio (tóxico) y el selenio (necesario). El parecido entre átomos explica uno de los mecanismos de toxicidad de los metales pesados que se llama «mimetismo».

¿QUÉ ES UN METAL Y POR QUÉ PUEDE SER TÓXICO?

Hasta hace unos años, la tabla periódica contenía 118 elementos químicos (cuando yo cursé química, hace más de treinta y cinco años, creo que los elementos de esta tabla no llegaban a 100). De estos elementos, 94 son producto natural de la tierra. El resto son elementos sintéticos que se han ido produciendo de manera artificial en aceleradores de partículas; nosotros, como seres humanos inteligentes, interactuamos con la materia (a veces incluso más de la cuenta).

Estos elementos de la tabla periódica se agrupan en distintas familias. Cuando uno quiere ahondar un poco en el tema de los metales pesados, es bueno que sepa que no todo lo que se conoce como metales pesados son realmente tales, sino que hay diferentes tipos: están los metales alcalinos, los metales de la tierra, los metales de transición, los metales pobres (el plomo), los que no son metales, los gases nobles... Todo esto está reflejado en la tabla periódica de los elementos.

Yo, que me precio de ser médico integrativo (lo que significa que hay que integrar tanto de un lado como de otro), aprovecho siempre la tabla periódica para intentar transmitir un concepto que considero bastante importante. Hay gente que tiene verdadera atracción por lo natural (entendiendo «lo natural» como aquello que viene exclusivamente de las plantas). Eso está muy bien, pero no se debe convertir en una obsesión, porque si hablamos de todo lo material como parte de la creación, entenderíamos que absolutamente todo, incluso el reino mineral, es natural.

Vivimos en el mundo de la farmacología, y es importante entender esto: no toda la farmacología es negativa. Muchos pacientes vienen a mi consulta para ver si pueden reducir las pastillas que toman. Es evidente que existen muchos fármacos que son tóxicos, con efectos secundarios y que no son necesarios. Pero hay otros que nos protegen, que nos ayudan y que, en el momento existencial y evolutivo en el que estamos, sí resultan precisos.

Si vemos la tabla periódica de los elementos como aquello que aglutina absolutamente todo lo que existe, podremos integrar hasta cierto punto el hecho de que un elemento que sea natural pueda llegar a ser tóxico en algún momento (esto lo veremos en el apartado «Metales potencialmente tóxicos»).

En la tabla periódica de los elementos tenemos el oxígeno (O), el nitrógeno (N), el fósforo (P)…, pero también está el berilio (Be), el cadmio (Cd), el plomo (Pd) y elementos radiactivos con los que si entras en contacto te puede ocurrir cualquier cosa. Eso puede ser muy importante en esa fase en la que estamos ahora mismo: natural vs. no natural. Tóxico vs. no tóxico.

MECANISMOS DE TOXICIDAD

Vayamos con los mecanismos de toxicidad de esos minerales que pudieran ser tóxicos. Son dos: mimetismo y daño oxidativo directo:

• El cadmio, el cobre y el níquel actúan como el zinc.

Explicado de forma coloquial sería esto: la célula ve pasar una molécula de cadmio y la introduce en el receptor del zinc pensando que es una molécula de este elemento metálico. Cuando ya lo tiene dentro, se da cuenta de que no era zinc, sino cadmio, y ahora a ver qué hacemos. Este es el mecanismo más frecuente por el que tenemos efectos secundarios, efectos clínicos, del contacto prolongado con estos elementos tóxicos.

• El arsénico y el vanadio actúan como fosfatos.
• El manganeso imita al hierro.
• El plomo imita al calcio.

2. DAÑO OXIDATIVO DIRECTO

Las nanopartículas de metal pueden modificar las proteínas, incluso modificar ADN, modificar el RNA mensajero y producir problemas epigenéticos debido a la interacción de las nanopartículas de metales con nuestro sistema genético original.

¿Cuáles son los mecanismos de defensa del cuerpo?

• Transformación
• Eliminación
• Compartimentalización

Es importante que sepamos que el cuerpo tiene mecanismos de defensa y necesitamos aprender a detectarlos para fomentarlos. El cuerpo puede transformar metales, puede eliminarlos e, incluso, puede crear compartimentos para, si en un momento dado no consigue deshacerse de ellos o transformarlos, «archivarlos» en espera de que llegue el momento adecuado en el que dispongamos de esa energía, ese ayuno, ese momento en el que la persona se vuelve consciente de que es el momento de sacar, por ejemplo, ese mercurio de los tejidos profundos, escondidos por el cuerpo, para que no pase por el cerebro ni por órganos vitales. Básicamente estamos hablando del tejido graso. Muchas veces, no conseguimos perder peso. Nos ponemos a dieta, vamos bajando, pero llega un momento de estancamiento. En ocasiones, ese estancamiento puede deberse a que no hay una detoxificación; el cuerpo no va a permitir que se vaya esa grasa hasta que no se hayan eliminado las toxinas que está intentando aislar mediante ella.

Estos tres mecanismos —transformación, eliminación y compartimentalización— pueden no resultar adecuados en poblaciones susceptibles, como las personas mayores o quienes no se alimentan bien, porque son como un equipo de bomberos sin agua. Esto es, aunque sus células y su sistema inmunológico estén muy dispuestos, si no tienen los minerales, las vitaminas y todos los nutrientes necesarios, los mecanismos de desintoxicación no van a funcionar ni el cuerpo conseguirá realizar las labores que necesita. También las personas bajo estrés emocional van a ver reducidos estos mecanismos de defensa. El cuerpo, en ese momento, estará intentando sobrevivir, produciendo cortisol y ocupado más en el estrés que en eliminar metales pesados. Añadir que el estrés es uno de los principales tóxicos para el intestino. Y un intestino que no está en buenas condiciones no va a ayudar en la detoxificación de metales pesados por una vía adecuada.

METALES EN EL MEDIO AMBIENTE

No es necesario mencionar a lo que debemos enfrentarnos tras la ya lejana Revolución Industrial. Llevamos muchísimos años en contacto con todos esos metales. El fenómeno puede ser, más bien, que este conocimiento se retiró de la formación del personal sanitario, ya que no existe ninguna materia que haga referencia a la medicina ambiental o a la toxicología; tampoco en las facultades de medicina actuales. La doctora Pilar Muñoz Calero, el doctor Nicolás Olea y otros colegas van generando corriente de pensamiento en ese ámbito para que las universidades vayan abriendo los ojos. Sabemos que en medicina china existen grandes detoxificadores, como es el caso de las arcillas volcánicas, lo que indica que esto no es nuevo.

El agua de la lluvia arrastra hacia el mar los desechos industriales. En el caso concreto de las baterías usadas, constituye un verdadero problema. En efecto, las baterías de los coches, las baterías viejas, las que no se utilizan de manera adecuada... se dejan por ahí, en cualquier sitio, y el agua de la lluvia arrastra en particular el cadmio, que es uno de los componentes de las baterías, hacia el mar, hacia los ríos. En virtud del ciclo del agua (el agua de los mares —adonde van a desembocar esos ríos— se evapora; a medida que se eleva, el aire humedecido se enfría y ese vapor se transforma en agua —condensación—; las gotas se juntan y forman una nube, y caen por su propio peso —precipitación—) la lluvia de metales puede regar los campos donde se cultivan nuestros alimentos.

Se dice que los niveles de plomo y mercurio han aumentado doscientas veces en el océano Ártico y en Groenlandia desde el inicio de la Revolución Industrial. Como digo, estos metales se pueden depositar en las plantas, que los animales consumen y terminan incorporándose a nuestra cadena de alimentación.

El mismo metal puede ser útil y puede ser tóxico. Por ejemplo, el oxígeno en exceso puede resultar tóxico. Otros ejemplos típicos son el hierro (Fe) y el fósforo (P). Por ejemplo, el hierro lo usamos para tratar la anemia, como hacemos con los niños cuando padecen esta afección y les recetamos un jarabe a base de hierro. Pero también es de hierro una reja decorativa en casa, y ese hierro sí que sería tóxico ingerirlo. El fósforo (P) es otro elemento que puede tener su forma no biodisponible, como el de la cerilla, y su forma biodisponible, como los fosfatos que son tan útiles, por ejemplo, para la salud ósea.

Existen muchos factores, como la biodisponibilidad, la presencia, la forma química..., que hay que considerar para determinar si un metal es tóxico o no. Sería bueno hacer un llamamiento a estudiar un poco más el tema de los metales. A veces me encuentro que los metales pesados están todos metidos en el mismo saco y el tratamiento se prescribe de la misma manera simplista: «Chlorella oral para metales pesados». ¿Esto viene bien o no...? Podemos correr el riesgo de caer en el mismo fenómeno que tanto criticamos y es el enfoque alopático: un remedio para un problema (punto).

Si queremos hablar de tratamientos de metales pesados, necesitamos considerar la carga tóxica global de todo el cuerpo, la capacidad de detoxificación de cada individuo, cómo tiene esa persona el intestino, el hígado, los riñones, los pulmones, la piel... Saber por dónde detoxifica. Esto no significa que la chlorella no sea buena para detoxificar metales (unos más que otros), pero sí que habría que ahondar más, no quedarnos en lo simple.

Los metales tóxicos (los elementos tóxicos) son conocidos desde hace mucho tiempo. El arsénico, por ejemplo, es considerado desde la antigüedad como un veneno, hasta el punto de que fue denominado el «rey de los venenos» y el «veneno de los reyes». Existen documentos, incluso de mil años antes de Cristo, que revelan el uso del arsénico como gas que no tiene olor ni color ni sabor, por lo que resulta muy difícil de detectar.

METALES POTENCIALMENTE TÓXICOS

Tenemos una lista bastante amplia de estos metales potencialmente tóxicos. De ellos, citaremos algunos conocidos: aluminio (Al), bario (Ba), bismuto (Bi), cromo trivalente (Cr), oro (Au), hierro (Fe), litio (Li), flúor (F), platino (Pt), cobalto (Co), plata (Ag), magnesio (Mg), zinc (Zn).

Como vemos, la lista incluye el zinc (Zn) y el magnesio (Mg). Con esto, lo que quiero decir es que el equilibrio, la salud, la homeostasis vienen del justo medio. La hormona tiroidea es esencial para la salud del cuerpo. Sin embargo, si tenemos exceso de esta hormona padeceremos un hipertiroidismo; y si, por el contrario, existe un defecto de la hormona tiroidea, lo que desarrollamos es hipotiroidismo. De ahí que el nivel medio sea el justo, el adecuado. Con los metales ocurre lo mismo: hay elementos, micronutrientes básicos y esenciales que pueden resultar potencialmente tóxicos si la dosis no es la adecuada o el cuerpo contiene una cantidad elevada.

Al mercurio (Hg) le dedicaremos un capítulo en el libro. Hablaremos también del cromo trivalente (Cr); del cobalto (Co); del flúor (F) de la pasta de dientes; del gadolinio (Gd), que forma parte del contraste de la resonancia magnética; del hierro (Fe), necesario para el aporte de hemoglobina y de oxígeno a los tejidos, pero que en exceso y en una forma no biodisponible se puede convertir en un gran prooxidante, y del selenio (Se) que en altas dosis puede resultar tóxico. También hay que advertir sobre los suplementos: los suplementos de forma «mono» pueden generar problemas. Hay personas que se vuelven dependientes de los suplementos y toman diez o veinte a diario, por largos periodos de tiempo. Desde aquí, hacer una llamada a la precaución, porque esto puede pasar del «estrés oxidativo» a lo que algunos llaman «estrés reductivo». Acabas sobrecargando al hígado con un montón de ingredientes que contienen esos suplementos como antiaglomerantes, colorantes y demás elementos necesarios para la producción y el mantenimiento de los comprimidos. Yo soy partidario de suplementar con objetivos concretos, resultados medibles y por el menor tiempo posible. Entender cómo funciona el cuerpo y confiar en su sabiduría natural nos ayudará a evitar alopatizar el uso de los suplementos y caer en el mismo error del que queremos salir con la industria de los fármacos.

METALES TÓXICOS
ARSÉNICO (As)

Número atómico (el orden en la tabla periódica): 33
Punto de fusión: 817 ºC
Punto de ebullición: 614 ºC
Densidad: 5.727 g/cm^3

Latín: *Arsenicum*, palabra derivada del persa *zarnikh*, traducida al griego *arsenikon*, que significa 'pigmento áurico'.
Como hemos dicho más arriba, es denominado el «veneno de los reyes» y el «rey de los venenos».

Los «arsenicales» han sido empleados como medicina desde antiguo e incluso hoy se emplean para combatir la leucemia promielocítica aguda (trióxido de arsénico). También para la primera cura de la sífilis se utilizó arsfenamina (un derivado del arsénico). Y, en la solución de Fowler, se usa para eccemas, psoriasis, malaria... En homeopatía es conocido el *Arsenium album*. Y en alquimia, el arsénico representa la sal, el movimiento, y está relacionado con la quintaesencia (éter). Con relación a esto último, recuperar esas antiguas prácticas puede resultarnos muy provechoso.

¿DÓNDE ENCONTRAMOS EL ARSÉNICO?

AIRE

El óxido de arsénico trivalente lo encontramos en el aire. Según la forma y el tamaño, las nanopartículas ambientales son absorbidas con facilidad por los pulmones. Tenemos que darnos la enhorabuena, porque hace unos años la Sociedad Europea de Cardiología, a la que pertenezco, ha comenzado a reconocer como un factor de riesgo cardiovascular la contaminación ambiental, y, en concreto, las nanopartículas de metales pesados. Digo que estamos de enhorabuena, porque, en los años sesenta del siglo pasado, el tema de la quelación de metales pesados se tachó de pseudoterapia. Algunos todavía nos preguntamos por qué la quelación de metales fue apartada del conocimiento médico, y fueron aquellos médicos de corte funcional, integrativo, de medicina alternativa, los que mantuvieron la antorcha encendida para que, hoy día, pudiéramos recuperarlo para la práctica cotidiana.

Este óxido de arsénico trivalente se elimina por la orina y tiene una vida media circulante de entre diez y treinta horas. Hay que diferenciar la vida media circulante (es decir, el tiempo de circulación del metal en el cuerpo) y cuando se deposita en un tejido, porque ahí se puede mantener una vida entera.

Desde el punto de vista ocupacional, veremos dónde se encuentra el arsénico, aunque ya adelanto que lo más habitual es que esté en pesticidas, herbicidas y otros productos de agricultura, y también en la industria de fundición.

También en la quema de carbón de maderas tratadas con conservantes derivados del arsénico. Así, por ejemplo, si un día te encuentras por ahí un trozo de madera en un basurero (algo muy frecuente) y te lo llevas a casa porque quieres utilizarlo en una hoguera, puedes estar lanzando arsénico al aire.

En la industria electrónica. Una fuente impresionante de metales pesados, sobre todo para los que trabajan ahí.

AGUA

El arsénico que viene por el agua suele ser de origen natural, aguas subterráneas, actividad volcánica y procesos geotérmicos. Bangladesh es una zona geográficamente conocida, de mucha actividad volcánica subterránea, y las plantas de arroz tienen afinidad por el arsénico o, al contrario, el arsénico se puede encontrar cómodo almacenándose en las plantas del arroz, por eso se dice que el arroz puede contener este metal.

Parte de mi práctica clínica se centra en pacientes interesados en la toxicología clínica de los metales, de manera que les practicamos un mineralograma de cabello o medimos metales en la orina, en la materia fecal o en la sangre, y resulta raro que te encuentres con alguien que esté completamente limpio de arsénico. Por eso es bueno darle la importancia que tiene, saber que forma parte de nuestro día a día y que es muy difícil escapar a esto, porque no es raro haber mantenido contacto con estos metales pesados en algún periodo de tu vida.

Es conveniente evitar caer en el drama del pánico. Ya hemos dicho que el cuerpo tiene mecanismos que lo ayudan a deshacerse de los tóxicos. Pero resulta imprescindible saber que cuando nos encontramos con alguien que ya padece una carga tóxica global considerable, una parte importante de esta es debida a metales pesados. Así, es bueno que aumente su conciencia con respecto a la nutrición, que analice su casa para ver de qué está rodeado... En definitiva, ese alguien, en lugar de entrar a saco en un pánico detoxificador, ha de abrir su conciencia y enfocarse en el tema de la prevención.

COMIDA

Se conoce de la presencia de arsénico en la comida de mar. Lo describe bien el artículo «Revisión sistemática del arsénico en mariscos frescos del mar Mediterráneo y las costas atlánticas europeas: una evaluación del riesgo para la salud», publicado en 2019 en la revista *Food and Chemical Toxicology*. En él se analizan los artículos aparecidos entre 2004 y 2017 sobre arsénico en pescados y moluscos frescos capturados en el mar Mediterráneo y la costa europea del océano Atlántico. Ello permite la identificación del área marina con una mayor biodisponibilidad de arsénico y, en particular, la identificación de las poblaciones europeas más expuestas al arsénico inorgánico por el consumo de mariscos frescos.

El destilado ilegal de whisky es, asimismo, una fuente importante de arsénico, y es que, históricamente, las coexposiciones al arsénico y al alcohol causaban enfermedades graves. A principios de 1900, hubo más de seis mil casos y setenta muertes por enfermedades del corazón atribuidas al consumo de cerveza contaminada con arsénico en Inglaterra. El vino fermentado de uvas tratadas con fungicidas arsenicales resultó en enfermedad vascular periférica y miocardiopatías en un grupo de viticultores alemanes en la década de 1920.

Es oportuno recordar en este punto la frase: «No te intoxica lo que entra a tu cuerpo. Es lo que tu cuerpo no consigue eliminar lo que lo hace». De ahí la importancia de aprender todas las estrategias de limpieza y desintoxicación periódica de las que hablaremos posteriormente.

- Trastornos de médula ósea. Aquí es donde se producen las células sanguíneas, las plaquetas, los glóbulos rojos y los glóbulos blancos.
- Leucopenia. Si tenemos exposición crónica al arsénico, lo que puede ocurrir es que tengamos déficit de glóbulos blancos.
- Anemia normocrómica. Es un tipo de anemia que no ocurre por falta de hierro, sino porque no se están produciendo suficientes glóbulos rojos.
- Pigmentación dérmica y exfoliación.
- Síntomas neurológicos de neuropatías periféricas. Atento a esto, porque resulta frecuente hoy día que nos encontremos pacientes con problemas periféricos, como la ELA (esclerosis lateral amiotrófica), que están entrando en el campo de diagnóstico diferencial de la toxicidad por arsénico.
- Polineuritis (parecido a lo que acabamos de mencionar).
- Disfunción hepática (hígado).
- Insuficiencia renal (riñones).
- Cáncer de piel.
- Cáncer respiratorio.

Dijimos desde el principio que todos estos metales pueden llegar a ser cancerígenos por daño de proteínas en interferencia con los genes. Y los grandes damnificados por la toxicidad debida a metales pesados suelen ser los filtros: riñón, piel, pulmón...

DIAGNÓSTICO

Lo primero que hay que tener en cuenta sería la sospecha clínica. En medicina siempre existe una sospecha clínica y para confirmar el diagnóstico disponemos de una serie de pruebas:

- Porfirina en la orina puede ser un marcador indirecto. Las porfirinas son químicos que se encuentran naturalmente para ayudar a la producción de hemoglobina. La hemoglobina es la proteína de los glóbulos rojos, que son responsables de transportar oxígeno en la sangre por todo el cuerpo.

- El test de provocación.
- Test de pelo: usado en medicina forense.
- Orina (con un test que no sea de provocación, sino de veinticuatro horas). Los valores normales serían entre 0 y 50 mcg/24 horas.

Yo no soy muy amigo de dar valores normales ni estructuras rígidas, de laboratorio; soy bastante flexible en ese aspecto y no me gusta crear «cajones». Por el contrario, me gusta tener esta información, estos valores, pero luego ver al paciente de manera global e individual.

TRATAMIENTO

Esta es la parte que más está evolucionando y de la que tenemos bastantes descubrimientos en los últimos años. Por eso hablaremos de ellos con más detalle.

- El envenenamiento agudo: acudir de inmediato a un centro sanitario, servicio de urgencias, y ahí se aplicará el N-acetilcisteína IV junto a otros medicamentos. Sabemos que el NAC es un gran aliado cuando queremos detoxificar metales pesados o tratar intoxicaciones de todo tipo.
- Los agentes quelantes: DMSA, DMPS, EDTA, ZnDTPA (solo doy las siglas ya que, si los desarrollara, el trabalenguas más difícil sería pan comido; un ejemplo, es mucho más fácil decir aspirina (o adiro) que ácido acetilsalicílico). Estos agentes quelantes se aplican por diferentes vías, siendo la intravenosa la más rápida y de absorción cien por cien eficaz. Más adelante hay un capítulo dedicado a los agentes quelantes.
- Ácido fólico. Se administra cuando estamos tratando a alguien de quien se sospecha que pueda tener arsénico.

BERILIO (Be)

Número atómico: 4
Punto de fusión: 1.287 ºC
Punto de ebullición: 2.970 ºC
Densidad: 1,85 g/cm^3

También conocido como «glucinio».
Su nombre deriva del griego *berilos*, que define al mineral berilo, y fue descubierto en 1798.

A mis colegas sanitarios les recomendaría el libro *Clinical Metal Toxicology* ['Manual de toxicología clínica de metales'] del doctor, ya mencionado, Peter van der Schaar. Es un manual muy extenso. Hace un par de años que fue traducido al español. Podrían comprarlo, y no para estudiarlo a fondo, sino más bien para tenerlo de referencia. Puede venir muy bien, porque, aunque no todos los días recibimos pacientes que creen que pueden estar intoxicados por berilio —por poner un ejemplo—, si se tienen unos conocimientos básicos sí se puede descubrir.

¿DÓNDE ENCONTRAMOS EL BERILIO?

- Telecomunicaciones
- Industria aeronáutica y de ordenadores
- Industria nuclear
- Industria metalúrgica
- Endurecedor de amalgamas de metal como el cobre-berilio.
- En el humo del tabaco

Cuando en mi consulta quiero darle argumentos a alguien que pelea para dejar de fumar, le hablo del berilio, del cadmio, del plomo... Y le comento que, si deja de fumar a partir de ese momento y no se hace ningún tratamiento de quelación, todavía puede tener toxinas en su cuerpo quince o veinte años después. Yo le saco filo a lo práctico cuando quiero ayudar a que alguien deje de fumar. Si lo está intentando, hay que darle un montón de herramientas para que lo consiga.

- Objetos que contienen berilio: coches, ordenadores, equipos deportivos y puentes dentales. Con relación a estos últimos, no se trata solo de reacción alérgica: hay mucha gente a la que la ortodoncia le genera problemas. Pero no es solo el problema de alergia, porque una cosa es la alergia al metal y otra distinta es la absorción de ese metal que se puede producir a través de la boca. Aún hay quien piensa que de la boca a la sangre hay mucho tramo, pero no es así. Algo que lo demuestra es que los cardiólogos les damos un spray sublingual de nitroglicerina a las personas que sufren una angina de pecho, porque eso pasa a la sangre venosa en pocos segundos: inmediatamente el paciente se recupera, dado que esa nitroglicerina ha pasado por vía sublingual a la circulación. La parte de debajo de la lengua está plagada de venas. Por eso, debes saber que todo aquello que tengas en la boca mucho tiempo (como los ingredientes de un chicle, por ejemplo) pasa a la circulación periférica con muchísima facilidad.
- Hay berilio puro en armas nucleares, aviones, máquinas de rayos X y espejos.

EFECTOS DE LA EXPOSICIÓN CRÓNICA AL BERILIO

Desde el punto de vista bioquímico, ¿qué es lo que el berilio hace en el cuerpo?

Bloquea sistemas enzimáticos en el hígado. Como el hígado es uno de los principales filtros del cuerpo, el berilio, además de intoxicar, empeora los efectos de los tóxicos en general.

En 1972, Marcotte y Witschi sugirieron que el berilio interfiere con la síntesis de ADN. Esto quiere decir que afecta directamente a los genes, y esta es la vía principal por la que los metales producen cáncer y enfermedades degenerativas severas.

El berilio no circula libremente, lo hace unido a proteínas séricas como prealbúmina y globulinas. Se deposita en pulmón y hueso. Sus formas más solubles son las que se distribuyen hacia el hígado, ganglios linfáticos, bazo, corazón, músculo, piel y riñones. Esto es algo que ocurre con casi todos los metales.

La eliminación se produce básicamente a través de la orina y, en menor grado, por las heces.

Se puede ver la diferencia entre berilio circulante y berilio depositado. El primero, el circulante, tiene una vida media de ocho a diez semanas, mientras que la del berilio depositado es de más de un año.

Esta información se le puede pasar al fumador, recordándole que el berilio que se ha metido hoy en el cuerpo, si se deposita en los pulmones, en el tejido pulmonar y en los huesos, se puede quedar ahí durante más de un año haciendo de las suyas. Va siendo hora de dejar de fumar, ¿no?

Dejamos la fase bioquímica y pasamos a las manifestaciones clínicas.

¿CÓMO SE MANIFIESTA LA INTOXICACIÓN POR BERILIO?

El berilio almacenado en hígado y hueso desplaza al magnesio, otro que actúa por mimetismo. En el hueso, rompe el metabolismo de calcio, magnesio y vitamina D, y puede desencadenar osteoporosis. La exposición puede ocurrir a través del aire, la comida, el agua y el humo del cigarrillo.

En el ojo, si hay contacto directo, puede producir conjuntivitis. Me atrevería a decir que, hoy día, existe la costumbre de arrojar al aire ciertas cosas que, entre otros elementos, pueden contener este tóxico.

La beriliosis es una conocida causa de enfermedad pulmonar obstructiva crónica (EPOC). En riesgo están los trabajadores de industrias nucleares de procesado de plutonio.

En estados ya avanzados de toxicidad, se produciría el cáncer de hueso: osteosarcomas.

MANIFESTACIONES CLÍNICAS EN LA PIEL

- Reacción inflamatoria papulovesicular.
- Reacción de hipersensibilidad retardada por respuesta inmune mediada por células.
- Reacciones granulomatosas crónicas, incluso necrosantes y ulcerativas.

MANIFESTACIONES CLÍNICAS EN EL PULMÓN

- Neumonitis química aguda fulminante (en las minas).
- Beriliosis: inflamación granulomatosa seguida de fibrosis, EPOC y cor pulmonale. Y en estados terminales, cáncer de pulmón (carcinogénesis).

TRATAMIENTO

En general los agentes quelantes que venimos mencionando son la base del tratamiento desintoxicador para cualquier metal, con algunas particularidades.

- El Mg-EDTA

Para los que nos dedicamos a la quelación de metales y usamos la quelación química, el EDTA es uno de los agentes que más usamos, es la estrella. Y en este caso combinado con magnesio. Como el berilio desplaza al magnesio, si aportamos con el quelante edetato disódico mezclado con magnesio, la indicación es doble.

- La penicilamina con selenio (D-penicilamina + Se).
- DMPS + Se + glutatión.

Aunque todo esto suene un poco dramático, la buena noticia es que la forma de quelar metales es realmente sencilla y fácil, si sabes cómo. Lo que asusta de estos temas es el desconocimiento general. Para detectarlo, se acostumbra a hacer un mineralograma de cabellos. Sabiendo a qué hay que enfrentarse, la solución está al alcance de la mano.

CADMIO (Cd)

Número atómico: 48
Punto de fusión: 321 ºC
Punto de ebullición: 767 ºC
Densidad: 8,65 g/cm^3

Metal de transición descubierto en 1817 como una impureza de la calamina (carbonato de zinc). De ahí su nombre en latín *cadmia*. Ya vemos por qué el cadmio y el zinc son tan parecidos y en el cuerpo se pueden confundir: son parte de un mismo proceso.

¿DÓNDE ENCONTRAMOS EL CADMIO?

Veamos ahora la noticia preocupante. ¿Cuáles son las fuentes? Eventualmente, hoy día, está presente en todas las comidas y bebidas. ¿Por qué? Debido a que el agua de la lluvia lo arrastra, se va a los ríos, se evapora, vuelve a caer con la lluvia e impregna lo que estamos cultivando para consumo. Por eso decimos que las plantas acumulan cadmio desde la tierra; así, puedes estar comiendo brócoli con cadmio.

También proviene de las emisiones industriales: es importante tomar conciencia de cómo nos deshacemos de los ordenadores, de las pilas, de las baterías de los automóviles y medios de transporte.

El cadmio puede estar presente también en los peces, el marisco, el té, el café y el humo del cigarrillo, y en ciertas pinturas, baterías, tuberías galvanizadas y soldadores. Este metal, además, es muy resistente a la corrosión. Y, junto con el arsénico, puede estar presente en fertilizantes.

EFECTOS DE LA EXPOSICIÓN CRÓNICA AL CADMIO

La absorción es de entre 1 y 5 % por vía intestinal y de hasta el 35 % por inhalación. Esto depende del tipo de compuesto, sitio de depósito y tamaño de las partículas.

Tras la absorción, el cadmio se enlaza con las metalotioneínas (MT). Estas son enzimas, sintetizadas en el hígado y el riñón, y requieren zinc, cobre, selenio, histidina y cisteínas. Si tu dieta carece de zinc, de selenio, de cobre biodisponible, de estos aminoácidos, no vas a poder elaborar las MT que son las que, en un momento dado, pueden atrapar el cadmio y llevarlo a los lugares de detoxificación (hígado, riñones, mucosa intestinal...). Si no tenemos dichas enzimas, el cadmio se almacenará en sitios que no queremos.

Este es el típico ejemplo en el que yo mencionaba a los bomberos sin agua. Si tenemos un grupo de bomberos en forma y superentrenados y los enviamos a apagar un incendio sin agua, ¿qué pueden hacer? Lo mismo le pasa a tu cuerpo cuando estás intoxicado y no sigues un concepto de nutrición basada en ingredientes sanos: aunque su sabiduría natural sea infinita, si no tiene agua, no te va a poder apagar los incendios. En este caso, sin esos nutrientes no podrá elaborar las metalotioneínas que te desintoxiquen de cadmio y de otros metales.

Cada cuerpo detoxifica por vías diferentes, porque no todos somos iguales. Cada uno tenemos una carga tóxica determinada y un diseño genético determinado. Así, los hay débiles o lentos en cuanto a la detoxificación hepática, por lo cual su cuerpo entenderá que es mejor detoxificar por la piel. Si resulta que esa persona vive en Escandinavia y va a la sauna tres veces por semana, su cuerpo estará encantado porque elimina por la piel un montón de cosas; es un caso distinto a alguien que, por ejemplo, viva en Málaga y que solo pueda detoxificar por la piel en verano cuando se va a la playa y se da unos chapuzones en el agua del mar o se va a la sauna o al spa.

Este conocimiento es clave para poder interpretar una de las pruebas más útiles en el estudio de toxicidad por metales a la que ya hemos hecho referencia: el mineralograma de cabello. Puede que en el mineralograma no aparezca ningún signo de alarma, Ni cadmio alto, ni mercurio, ni arsénico, ni aluminio... Pero sí que podría mostrar un déficit de zinc y de selenio, lo que interpretamos como un signo indirecto que nos lleva a concluir que esta persona está construyendo un montón de esas enzimas llamadas metalotioneínas (MT) y está consumiendo selenio de una forma impresionante. En consecuencia, que aparezca el selenio bajo podría ser un signo claro de que nos estamos exponiendo a metales tóxicos.

Repito, pues, que las MT, que son las que enlazan el cadmio, requieren zinc, cobre, selenio, histidina y cisteína, porque estas MT, como ya hemos dicho, transportan el cadmio rápidamente a hígado, riñones y mucosa intestinal para que se vaya, y eso forma parte del mecanismo de detoxificación natural del cuerpo.

Otro dato para los fumadores: el cien por cien del cadmio que llega al alvéolo pulmonar pasa a la sangre, o sea, nada se queda en el pulmón. Por eso no sirve decir: «Me hice una radiografía de pulmón, a ver si tengo que dejar ya de fumar, y me han dicho que los pulmones están bien». Eso aún lo escucho hoy día, y aprovecho para añadir que «la detección precoz no es lo mismo que la prevención»: son cosas distintas. Si estás esperando a ver cuándo sale la manchita en el pulmón para dejar el tabaco, ya llegas tarde. Si realmente quieres prevenir, no hagas aquello que te puede enfermar: hay que dejar de fumar ya. Está bien que te hagan chequeos, pero no para ver si ya tienes la angina, si ya tienes el tumor..., eso no es un pensamiento lógico. Hay que prevenir, y esto supone enterarse de los hábitos saludables de vida y no esperar a ver si ya me tengo que poner las pilas.

La excreción del cadmio es muy lenta, por orina y por bilis. También se deposita dentro de los glóbulos rojos.

Cuando existe un exceso de complejos Cd/MT (cadmio unido a metalotioneínas), podemos tener un atasco en los riñones. Hay un término que se usa mucho en medicina, «idiopático» —y que ya ha salido alguna vez en páginas anteriores—. Si a una enfermedad le añaden el apellido «idiopático», significa que no se sabe de dónde viene, que se desconoce el origen.

Existen muchas insuficiencias renales idiopáticas, es decir que, supuestamente, se desconoce de dónde vienen, por ejemplo, en un fumador. Con este paciente habría que ir siempre a buscar una nefropatía de este origen, por cadmio. Si hay mucho cadmio y existe una buena actividad de MT, puede llegar a atascar el riñón y producir insuficiencia renal.

¿Dónde interactúa metabólicamente el cadmio? Interactúa con el zinc —ya lo hemos visto— y con el calcio en el hueso. A la persona fumadora el tabaco le puede estar produciendo, entre otras cosas, osteoporosis. Igual le dicen que es por falta de calcio y que tome leche de vaca; si la persona fumadora es mujer, le pueden también decir que es por la menopausia —que puede ser—, pero que también esto interactúa de forma metabólica con el calcio del hueso. Lo vimos también con el berilio, que interactúa con el magnesio a nivel de hueso. La mezcla de berilio y cadmio en el hueso tiene efectos nocivos; imagínate si, además, es crónica. Esto de las interacciones es importante que se tenga en cuenta porque explica muchísimas cosas.

MUJER FUMADORA Y EMBARAZO

Debo repetir hasta la saciedad que la placenta no protege contra los metales pesados. Madre que tiene amalgamas dentales = niño con mercurio. Madre que fuma = niño con cadmio.

Según un estudio, el líquido amniótico de mujeres fumadoras contiene tres veces más cadmio que el de las no fumadoras. El inconveniente de esto es que, si el bebé tiene cadmio —esto es información intrauterina— está bloqueando el zinc. Un zinc bajo en el feto puede producir serios efectos en el desarrollo neurológico y endocrino del bebé. Por eso hay que insistir en que se necesita una detoxificación, especialmente a aquellos en que ahora tienen entre veinticinco y treinta y cinco años—los que, en teoría, tienen más probabilidad de convertirse en padres—. Y que sepas (madre o padre) que, si dejáis de fumar ahora, antes de poner en marcha el tema del embarazo, vuestro bebé lo agradecerá enormemente a lo largo de su vida.

Es de agradecer que la mayoría de las mujeres dejen de fumar cuando se enteran de que están embarazadas. Esto es altamente loable. Pero hay un detalle que, por pequeño, pasa desapercibido y es crucial: la madre se entera de su embarazo en torno a la semana 8 o 10, cuando ya están en marcha las primeras fases del desarrollo neuronal de su hijo. Durante ocho semanas, a su hijo le han estado cayendo unas buenas dosis de metales, en concreto cadmio, mercurio, plomo y arsénico, que son los que se encuentran en el humo del tabaco. Los primeros dos meses de embarazo, en suma, tu hijo ha fumado contigo. Vamos a transmitir este conocimiento a los jóvenes que hoy día están a punto de empezar a fumar. Hagamos honor al nombre científico de la especie humana, *Homo sapiens*, que ya va siendo hora.

¿CÓMO SE MANIFIESTA LA INTOXICACIÓN POR CADMIO?

Hemos mencionado algunos efectos, como la enfermedad renal o el cáncer de próstata y de páncreas; cabe señalar que al cadmio le encanta la cara ventral de la próstata. Piensa en el fumador pasivo: por ejemplo, el marido de la mujer fumadora, que dejó de fumar hace mucho y ahora desarrolla el cáncer de próstata: busca el cadmio.

Hipertensión y arteriosclerosis, enfermedades que trato a diario en el ámbito de la cardiología.

Anemia, que ya hemos dicho que puede penetrar en los glóbulos rojos.

Y una enfermedad japonesa llamada «itai-itai», que es extremadamente dolorosa. *Itai* en japonés es el equivalente al «ay» español. Puede perfectamente ser culpable de lo que conocemos como «fibromialgia», que ya fue mencionada en el capítulo anterior dentro de los síndromes de sensibilidad central.

Mensaje para los fumadores: la vida media del cadmio depositado en los tejidos es de veinte a treinta años.

Altamente cancerígeno en pulmón, riñón, páncreas, testículo, cara ventral de la próstata, útero, mama y vesícula biliar. Para nadie es un secreto que las cifras de incidencia de cáncer en el siglo XXI resultan sorprendentes. El mensaje tendría que ser este: vamos a crear conciencia con respecto al tema de metales pesados, porque detrás de muchos de esos cánceres está el estilo de vida.

Algo más que tiene el cadmio es que imita a los estrógenos en células tumorales de mama, lo que quiere decir que con el asunto hormonal también tiene su papel. Asimismo, bloquea el receptor de estradiol y activa la respuesta celular.

Entre disfunción adrenal, artralgias y mialgias tendríamos lo que llamamos «fibromialgia». Entre los culpables de los síntomas de sensibilidad central, tenemos a los metales pesados. Esto es importante recordarlo y que vayamos ahí siempre que sea necesario, porque los pacientes se beneficiarían mucho desde el enfoque de la medicina ambiental, la detoxificación de metales, plásticos y de disruptores endocrinos. Estos últimos son todas aquellas sustancias que imitan a una hormona o que bloquean su sitio de acción, lo que genera un trastorno hormonal a determinado nivel. Si lo hace a nivel de la tiroides puede desencadenar un hipotiroidismo. Si lo hace a nivel de gónadas, trastornos menstruales en mujeres. Si lo hace a nivel del páncreas, puede inducir a trastornos del metabolismo del azúcar como la diabetes. Y así sucesivamente. Los metales pesados, los plásticos y los herbicidas son conocidos disruptores endocrinos.

ANÁLISIS DE LABORATORIO

En trabajadores de riesgo, debería ser obligatorio el análisis; esperemos realmente que esto se tenga en cuenta. No soy experto en medicina laboral, por lo que no sé si en la actualidad están detectados estos trabajadores y se les realizan pruebas de metales pesados. Que yo sepa, no. Me llega mucha gente a la consulta de cardiología porque su médico laboral le ha detectado un electrocardiograma anormal. Sin embargo, hasta ahora, a mí no me ha llegado ninguno al que su médico laboral le haya hecho un mineralograma para ver si pudiera estar intoxicado por cadmio.

Los valores que se recomiendan en sangre y en plasma:

Sangre

Concentraciones aceptables en personal no de riesgo:

* < 1,5 mcg/l en sangre total.
* < 0,1 mcg/l en plasma.

En individuos de riesgo por exposición crónica, la OMS recomienda un valor máximo de 10 mcg/l en sangre total.

Los valores en orina y en agua:

Orina

* < 1 mcg/l
* Concentración de cadmio en orina de 10 mcg/l de creatinina equivale a una concentración de 200 mcg por gramo de tejido de la corteza renal. La OMS, en 1980, recomendó que nadie debería llegar a este nivel.

Agua

* 0,0005 ppm es el máximo permitido en agua potable para consumo humano.

Tampoco tengo información de que las autoridades estén midiendo metales pesados en lo que comemos, en el agua que bebemos…, porque están enfocados en otras cosas.

Pelo

* Confiable para evaluar la exposición crónica.
* La concentración de cadmio es mayor en adultos fumadores.
* Es más fiable que la medición en sangre y en orina.

TRATAMIENTO

* DMSA + DMPS + Zn-DTPA
* DMPS + Zn-DTPA

- DMSA + EDTA
- Terapia antioxidante, que incluye:
  Vitamina C, según tolerancia individual.
  Zinc, por razones obvias (50-100 mg según edad y condición).
  Vitamina B6.
- Aminoácidos como la cisteína para que haya metalotioneínas en cantidad suficiente.

Por lo general, cuando me preguntan con cuál de estos metales me encuentro más a menudo en pacientes, suelo contestar que mercurio, arsénico, aluminio, bario... El cadmio no acostumbro a verlo con tanta frecuencia. No tengo el estudio estadístico para poder incluirlo, para que no sea una simple impresión personal, pero, realmente, hay algo que me está sorprendiendo mucho últimamente y es el calcio. Hay gente con calcio muy elevado. Esto puede ser una llamada de atención. El calcio —sin llegar a ser un metal pesado— puede resultar un mineral que nos dé bastantes problemas. Sabemos que calcio y magnesio actúan como opuestos, y que el sodio y potasio, también. Asimismo, conocemos su efecto sobre las arterias, especialmente en el campo de la hipertensión y de la rigidez vascular; así, conviene recordar que calcio y sodio contraen mientras que magnesio y potasio relajan. Al hipertenso, pues, habría que restringirle al máximo las fuentes de calcio no biodisponible.

¿Cuáles serían esas fuentes de calcio? Uno de mis caballitos de batalla es la leche; la leche pasteurizada, la leche como supuesta fuente saludable de calcio, pero un calcio no tan biodisponible. Ahondaremos en esto cuando hablemos de las dietas.

CROMIO O CROMO (Cr)

Número atómico: 24
Punto de fusión: 1.857 °C
Punto de ebullición: 2.671 °C

Densidad: 7,19 g/cm^3

Su nombre viene del griego *chrôma* ('color') debido al colorido de sus compuestos derivados. Para no olvidarnos de este dato, podemos acordarnos de Google Chrome, que es un paralelo del cromo debido al colorido de sus compuestos derivados.

Aislado por primera vez en 1798, tiene un alto nivel de dureza y resistencia a la corrosión, razón por la cual el acero inoxidable bruto es la mezcla de acero + cromo.

El cromo hexavalente es altamente TÓXICO. Sin embargo, el cromo trivalente lo usamos como suplemento y resulta un elemento muy útil para aumentar la sensibilidad del receptor de la insulina. El picolinato de cromo, el quelato de cromo, es un elemento útil, mientras que el mismo elemento, pero con otra forma hexavalente, es altamente tóxico.

¿DÓNDE ENCONTRAMOS EL CROMO?

- El 85 % de las aleaciones contiene cromo por su alta resistencia a la corrosión.
- La electroplata o galvanoplastia. Una forma de aleación de metales.
- El 40 % de las minas están en Sudáfrica, Kazajistán, India, Rusia y Turquía.
- El cromo también está en los colorantes de la piel.
- Muchos pigmentos y colorantes que se utilizan en las pinturas.
- En los utensilios de cocina.
- En los conservantes de la madera.
- Las industrias abandonadas son un problema. A consecuencia de las grandes crisis económicas que nos azotan periódicamente, algunas industrias se abandonan, sin clausurarse, sin que los desechos se eliminen correctamente; por eso el agua y la tierra terminan contaminándose de todos esos metales que quedan ahí sueltos.
- En el caso de las industrias activas, la contaminación va por el aire. Por ejemplo, cuando vas hacia Gibraltar y ves salir el humo negro de

una industria, un humo que luego pasa al mar; el combustible de los barcos es, a su vez, una de las grandes fuentes de contaminación. El marisco del Mediterráneo proviene de esa zona. Y ese es el mar por el que navegan esos barcos y donde van a parar los desechos de esas industrias desde hace muchísimo tiempo. Por eso decimos que ahí encontramos una fuente de contaminación importante, de la que parece que resulta políticamente incorrecto hablar, porque ¿quién le va a decir a esa industria con renombre que está contaminando? En cualquier caso, desde aquí quiero denunciar que eso es lo que sucede.

El cromo hexavalente es tóxico para el ecosistema. Se han visto mutaciones que se hacen resistentes en plantas y microbios. Claro, el ecosistema también tiene su sistema de defensa, intenta sobrevivir y cuenta con una manera diferente de compartimentalizar. Por ese motivo el salmón nos puede intoxicar con mercurio, pero él no resulta intoxicado. Y lo mismo ocurre con el atún y los peces grandes. Hoy día, casi todo el mundo sabe que los peces grandes pueden ser transmisores, no de enfermedades, pero sí de metales. Con todo, a ellos no les ocasiona ningún daño porque su biología es diferente.

Se han caracterizado hasta diecinueve isótopos radiactivos de cromo con vidas medias de entre un minuto y varias horas. Tienen aplicaciones en el mundo de la geología.

Hasta el 38 % de las fuentes de agua en California contienen niveles detectables de cromo hexavalente.

Un documental de Netflix y que también se puede encontrar en You-Tube, titulado *What the health*, cuenta la historia de las complicaciones clínicas de unos pacientes a los que se les implantó una prótesis de cadera hecha de una aleación de cromo y cobalto. Los síntomas que padecían se manifestaban lejos de la cadera y por eso nadie sospechaba que podían ser debidos a intoxicación por el metal.

En el libro *La verdad sobre las enfermedades emergentes* de Françoise Cambayrac se describe la cantidad de síntomas que pasan desapercibidos para la medicina normal. También uso como referencia el libro

Amalgam Illness ('La enfermedad de las amalgamas'), de Andrew Cutler. En él se describen todo tipo de afecciones, desde el espectro autista en los niños, el espectro de alzhéimer o la demencia en los mayores, que están relacionada con el aluminio y con el mercurio. Muchos de los síntomas que presenta una persona con metales tóxicos podrían ser de orden psicológico, incluso psiquiátrico. Por eso te recomiendo el documental que he mencionado antes. A partir de ahí, las cosas han comenzado a cambiar. Incluso un traumatólogo español abrió los ojos y contactó conmigo para saber más de este tema: así es como nos vamos ayudando unos a otros.

A diferencia del cromo hexavalente, el cromo trivalente es un suplemento útil para mejorar el receptor de la sensibilidad de la insulina. Yo lo suelo usar en pacientes que quieren dar el cambio: cuando han dejado de fumar, la siguiente tuerca que aprieto es la dieta, eliminando los azúcares, sobre todo (grandes adictivos). Cuando dejas el azúcar por primera vez, aparece algo como la ansiedad de seguir consumiendo azúcar, «Necesito comer azúcar», te repites. Te has convertido en adicto y, sin tu azúcar, te encuentras mal, estás ansioso, no duermes bien y padeces síntomas de abstinencia. Durante tres meses, el cromo trivalente, que se comercializa como picolinato de cromo, acostumbra a venir muy bien, porque ayuda a estas personas a superar esa fase inicial de deshabituación al azúcar.

Esto es uno de los ejemplos de que no es el mineral, así, sin más, el tóxico o el benéfico, sino que tiene que ver con la forma de presentación química que ejerce como tóxico. Así, cromo hexavalente, altamente tóxico; cromo trivalente, suplemento útil para la salud.

El cromo es un metal de transición, igual que el cadmio, y tiene un amplio rango de grados oxidativos. Los más comunes son: +2, +3 y +6 (el +3 es el más estable, mientras que el +6 resulta un potente agente oxidante).

Cabe recalcar también que el cromo trivalente es un elemento «traza» esencial para el metabolismo del azúcar en humanos. En cuanto a los requerimientos diarios a la hora de suplementar, existe controversia. En 2015 las recomendaciones bajaron de 50-200 mcg/día, a 35 en hombres y 25 mcg/día en mujeres.

EFECTOS DE LA EXPOSICIÓN CRÓNICA AL CROMO

El cromo se distribuye en dos compartimentos:

- Eliminación rápida (siete horas de vida media).
- Eliminación lenta (meses).

Se excreta básicamente por la orina. Por lo general, refleja la absorción reciente de cromo hexavalente soluble en personal expuesto. Es decir, cuando tenemos cromo en orina es porque existe una absorción reciente de ese cromo tóxico. Y el personal expuesto al que me refiero serían todas las personas que trabajan en industrias de cromo y acero inoxidable que he mencionado antes.

MANIFESTACIONES CLÍNICAS DE LA INTOXICACIÓN POR CROMO

- Por ingestión o inhalación: ½ cucharadita de cromo hexavalente es mortal.
- Irritación de mucosas y piel.
- Daño ocular permanente.
- Carcinógeno en humanos, como todos los que hemos visto.
- El principal portador del cromo hexavalente es la transferrina. Si queremos detoxificar el cromo necesitaríamos la transferrina, igual que para el cadmio necesitábamos las MT.
- Dentro de la célula, el cromo $Cr+6$ (hexavalente) es reducido a cromo $Cr+5$ (pentavalente), que puede alterar el ADN.

Debemos actuar con precaución en las terapias oxidativas. Sabemos que estas terapias no son quelantes de metales pesados, sino que modifican la estructura química. A veces, en esa modificación de la molécula del agente en cuestión, en este caso el cromo, en lugar de hacer un bien, puede estar causando un perjuicio. Por eso, al usar terapias oxidativas, se necesita una especial atención —tanto con el cloro, con la ozonoterapia...—, estar atentos a si un paciente puede presentar algún tipo de síntoma y no dar por hecho que dichas terapias le van bien a todo el mundo; nada le va bien a todo el mundo, porque va a depender de estos factores de los que estamos hablando.

SÍNTOMAS DE INTOXICACIÓN AGUDA (DEPENDIENDO DE SI ES POR LA PIEL O POR VÍA DE ABSORCIÓN SISTÉMICA)

- Por ingestión: necrosis intestinal o hepática; shock hemorrágico.
- Por inhalación: distrés respiratorio y edema pulmonar.

SÍNTOMAS DE TOXICIDAD CRÓNICA

- Dermatitis alérgica/contacto: pulseras, ropa de color, sandalias de piel con pinturas, detergentes.
- Úlceras dérmicas en trabajadores de la industria de electroplata.
- Dientes y lengua amarillos.
- Atrofia de la mucosa nasal. Rinitis. Anosmia. Laringitis. Faringitis. Esofagitis. Gastritis.
- Asma ocupacional: en el mundo de la medicina moderna, asma es igual a broncodilatadores. Nos perdemos una oportunidad de oro que es, desde el punto de vista de la medicina integrativa, encontrar el origen con cada signo. En el caso del asma, si necesitas el broncodilatador, úsalo, no se trata de que te ahogues en mitad de una crisis asmática, pero deberíamos llegar hasta ahí, hasta ese origen y encontrarlo. En definitiva, lo que hacemos en lugar de encontrar el origen de esta dolencia es cambiar de inhalador cada año, cuando deja de funcionar el que estábamos usando hasta ese momento.

La medicina integrativa, que va de la mano de las medicinas tradicionales, lo que intenta es transmitir este conocimiento. De esta forma, cuando acude a la consulta una persona, de cualquier edad, con asma, para recibir un primer diagnóstico, lo que intentamos es localizar el origen: veremos el intestino permeable, su dieta, el ambiente en el que vive (cómo es ese lugar, qué ropa usa...). Esto es, no nos limitamos solamente a prescribirle esto o aquello y a derivarlo a un neumólogo (con todo el cariño a mis colegas) para que le prescriba la pastillita y los dos o tres inhaladores de turno que habrá que cambiar anualmente.

Una vez más, el cromo es uno de los metales pesados que puede producir carcinogénesis (cáncer) y toxicidad genética.

Atención a esto porque, muchos de los metales pesados llegan por vía inhalatoria.

TRATAMIENTO

Cuando se sospecha de una intoxicación aguda por cromo, al paciente se le prescribe ácido ascórbico administrado por vía oral o por sonda nasogástrica. Si el paciente tiene cromo en el estómago, este ácido reduce el cromo hexavalente ($Cr+6$) a trivalente ($Cr+3$), que es el bueno, el estable.

En caso de contacto con la piel, irrigación copiosa con agua y crema con ácido ascórbico al 10 %, o una crema que contenga glicina 2 % y ácido tartárico.

AGENTES QUELANTES
- DMPS (superior a EDTA)
- DTPA
- EDTA
- Penicilamina

Es conveniente saber que muchos de estos productos no están permitidos en España. Hasta donde yo sé, con el DMPS ponen pegas. Esto puede achacarse al gran desconocimiento al respecto de las autoridades sanitarias españolas. En general, dicho desconocimiento se extiende a la mayoría de los países. Alemania es una excepción: puedes conseguirlos sin ningún tipo de problema y se pueden practicar todo tipo de terapias, siempre que certifiquen que los que las llevan a cabo están bien formados. Es bueno que fomentemos la conciencia y hablemos de esto con los médicos, todo de una forma abierta. Es un tema interesante y merece la pena su difusión a gran escala. Como decía, es muy sencillo practicar la detoxificación de metales, si sabes cómo: cuando sabes cómo diagnosticarlo, buscas el quelante y cuentas con un montón de herramientas. Ahora mismo solo me estoy refiriendo a los quelantes sintéticos, pero ya veremos la cantidad de quelantes naturales que existen y su eficacia. Por eso insisto en que es muy fácil hacer un buen plan de quelación de metales tóxicos.

PLOMO (Pb)

Número atómico: 82
Punto de fusión: 327 °C
Punto de ebullición: 1.749 °C
Densidad: 11,34 g/cm^3
Otro nombre: Plumbum

El plomo es un metal «pobre», blando, maleable, blanco azulado (cuando está recién cortado), que cambia a gris cuando se expone al aire. El ser humano lo emplea desde hace siete mil años. En la Edad del Bronce fue utilizado junto con el antimonio y el arsénico. Es resistente a la corrosión y se puede combinar con otros metales para formar amalgamas.

Es aconsejable que, cuando hablemos de amalgamas en la boca, no pensemos solo en el mercurio porque hay más metales que pueden estar ahí. Ahondaremos en este tema cuando hablemos de la quelación. Debo añadir que existe controversia entre los que practicamos la quelación por vía intravenosa con quelantes sistémicos, porque tenemos en cuenta si la presencia de amalgamas en la boca es o no contraindicación para la práctica de dicha quelación. No ocurre lo mismo con las sales de prana (que también veremos en su momento), pero sí con la parte química. Es decir, cuando usamos un quelante hay que tener precaución porque, con la fuente en la boca, ponerlo a circular por la sangre puede conseguir el efecto deseado, pero también se puede sacar metal de la fuente, que es la amalgama. En algunos casos he visto que lo que ocurre es que se libera a la circulación más mercurio. Por eso el tema de las amalgamas hay que tratarlo con mucho esmero.

Entre eliminar una amalgama con un protocolo adecuado o que lo haga un dentista que no lo conozca, es recomendable dejar la amalgama ahí y postergar un poco el proceso de quelación, o usar otra forma no tan agresiva, como la intravenosa. Hay quien prefiere mantener una pieza dental así, porque la amalgama es tan grande que si la retiran se corre el riesgo de tener que extraer también la pieza. Y, si eliminas la pieza y colocas un implante en su lugar, igual es peor. Por eso, el tema de las amalgamas es tan delicado y habría que mirarlo bien.

Por otra parte, hay que hacer hincapié en que no se trata de quitarse todas las amalgamas de golpe, sino de hacerlo despacio, poco a poco. Muchos hemos tenido amalgamas en la boca durante mucho tiempo y se puede programar la eliminación de manera lenta, pausada, con cabeza fría y haciendo las cosas bien, ya que la eliminación de esas amalgamas puede ser contraproducente.

¿DÓNDE ENCONTRAMOS EL PLOMO?

AIRE

Cuando la gasolina era plomada, se liberaron cantidades ingentes de plomo al aire, lo que supuso una fuente importante de contaminación.

El plomo en el aire que se puede inhalar o ingerir va directamente al organismo humano. Diversas fuentes declaran que en los niños la principal fuente de plomo son sus juguetes cuando no están bien sacudidos de polvo. Y hay que tener cuidado porque el polvo puede contener nanopartículas de metales pesados. Mantener la casa limpia es importante para no inhalar ni ingerir estas nanopartículas de metales.

AGUA

Se puede ingerir a través del agua.

SUELO

Más o menos, como ocurre con el cadmio, el plomo se transmite a través de las plantas, la inhalación en los animales… Cuando hablamos de contaminación ambiental, una de las cosas en las que tenemos que pensar es precisamente en esto. También, como ya he comentado, la Sociedad Europea de Cardiología asumió que es un factor de riesgo cardiovascular.

Ya hemos hablado en un capítulo anterior del estudio publicado en 2016 por el profesor Gervasio Lamas, denominado TACT, que viene a decir que el cadmio y el plomo son dos causas ya conocidas de arteriosclerosis. Ya os he confesado que yo soy muy crítico con la visión monofocal del colesterol. Hoy día hay una especie de persecución: colesterol, colesterol, colesterol. «Si tienes el colesterol normal, no te preocupes que va todo bien», pero eso no es así. Dos de las causas de arterioesclerosis, en la que se incluyen la enfermedad carotidea, la enfermedad coronaria (con su angina y su infarto), la enfermedad ateromatosa periférica… son el cadmio y el plomo. La Sociedad Europea de Cardiología ya lo incluye como noveno factor de riesgo. Si pudiéramos patentar el EDTA otra vez (porque ya lo estuvo en su momento), seguro que en la actualidad tendríamos la quelación de metales en los hospitales. Pero la patente del EDTA —la tenían los laboratorios Knoll, creo recordar— expiró en el año 1969, por lo que se convirtió en un producto huérfano (se le llama así —ya lo he aclarado antes— porque no hay ningún laboratorio que lo patrocine) y, desde entonces, desapareció del mapa.

Gracias al estudio TACT, el doctor Gervasio Lamas y su equipo en Florida están recuperando esta visión y yo creo que, por ahí, y si él sigue, que será lo más probable porque se ve muy activo con sus publicaciones, podríamos introducirlo en el ámbito cardiológico, porque es una herramienta espectacular. Hablando de ese estudio, se seleccionó a un grupo de pacientes (unos ochocientos) que ya habían sufrido algún episodio coronario —habían sufrido un infarto, tenían un stent, habían sido sometidos a una cirugía de baipás…— y los incluyeron en lo que se denominó: prevención secundaria. Esta persigue evitar que cuando ya has tenido una enfermedad (o la tienes) vuelvas a pasar por ahí de nuevo. Lo que se comprobó fue que los pacientes que habían recibido terapia de quelación con EDTA presentaban un 50 % menos de incidencia de problemas respecto a los que no la habían recibido. No existe fármaco que lo haya demostrado con una contundencia igual, sobre todo en pacientes diabéticos.

En concreto, podemos encontrar plomo en:

- Industria de pulido y fresado.
- Quema de carbón.
- Pinturas (tatuajes). Hoy día, los tatuadores ya son más sensibles a todo esto, pero hay quien lleva cubiertas partes de su cuerpo —o prácticamente todo— con un montón de plomo derivado de los tatuajes.
- Gasolina (afortunadamente ya es sin plomo).
- Soldaduras.
- Joyería.
- Cerámicas.
- Herrería de armas.
- Pulido de cristal.
- Algunas hierbas medicinales: en algún momento, cuando se quería atacar lo integrativo, se dijo a bombo y platillo que en muchas hierbas ayurvédicas se había encontrado plomo. En el año 2011, el *Journal of Hematology & Oncology*, una revista de oncología hematológica, trató el caso de una mujer de cincuenta y ocho años que presentó dolor abdominal, anemia, anomalías en la función hepática y un nivel elevado de plomo en la sangre. La paciente había estado tomando el medicamento ayurvédico Jambrulin antes de presentar esos síntomas. El análisis químico del producto mostró altos niveles de plomo. Después del tratamiento con un agente quelante oral, los síntomas de la mujer se resolvieron y las anomalías de laboratorio desaparecieron. Son artículos que generan dudas. ¿Realmente podemos atribuir la presencia de plomo en sangre a la toma de esa hierba? Es posible que sea cierto, pero, tal como hemos visto en los últimos años, la evidencia científica puede ser fácilmente manipulada por unos intereses particulares.

- Tuberías de plomo: esto es importante, porque se estima que el plomo en agua potable contribuye al 10-20 % de la exposición total en niños. Nuestras tuberías, por donde circula el agua, son eso: plomo, metales.
- Fundiciones, incineradores, vertederos en los que acaban muchas baterías.

EFECTOS DE LA EXPOSICIÓN CRÓNICA AL PLOMO

- En cuanto a la absorción, el plomo se parece mucho al cadmio. La absorción pulmonar depende del tamaño de la partícula y concentración.
- El 90 % de las partículas en el aire son lo suficientemente pequeñas como para ser retenidas en los pulmones.
- La absorción del plomo retenido a través de los alvéolos es relativamente eficiente. Y no te quiero contar si ese plomo está llegando al alvéolo a través de la bocanada del humo de un cigarrillo.
- Solo el 8-12 % del plomo ingerido por vía oral es absorbido en el intestino delgado, pero los efectos tóxicos son severos.
- El plomo en sangre se encuentra básicamente (99 %) en los eritrocitos enlazado a la hemoglobina, por eso puede producir anemia.
- Solo el 1 % del plomo circulante en suero está disponible para distribución tisular.
- Inicialmente el plomo es distribuido a los tejidos blandos como riñón e hígado y el cuerpo demanda que esos órganos se desprendan de él. No obstante, si están ocupados por otra cosa —por ejemplo, el sujeto en cuestión estuvo comiendo en un restaurante de comida rápida—, el hígado estará mal. ¿Y qué hacemos con el plomo? Pasarlo a otro compartimento. ¿Cuál? El esqueleto. También podría ser que a través de la piel lo mandemos al pelo.
- La vida media del plomo circulante es de treinta días. Te recuerdo que este plomo es el primero, el que, de la absorción pulmonar, pasa a la circulación, de manera que puedes tener plomo transitando por tus arterias, por tus venas... durante un mes.

Si tus riñones no lo supieron detoxificar y el hígado no se deshizo de él y permites que ese plomo se almacene en los huesos, has de saber que en ellos el plomo puede tener una vida media de hasta veinte años (aviso a fumadores).

Dependiendo de si el hueso es trabecular o cortical, el plomo puede estar en él más o menos tiempo: un año para el primero y diez años para el segundo.

Desde ahí, el hueso se comporta como una fuente endógena de tóxico, de plomo circulante. Se almacena en el hueso en la fase aguda de exposición ocupacional, donde va a estar durante veinte años. Y llega un momento en el que, debido a la reabsorción ósea por embarazo, lactancia, la menopausia…, se va a iniciar un proceso de osteoporosis. O tienes un déficit de vitamina D, dejas de hacer ejercicio y tu salud comienza a venirse abajo y es en ese momento cuando ese plomo que tenías almacenado comienza a circular de nuevo, y esa es una fuente de reexposición.

Cuando se habla de la quelación con EDTA, se observa algo muy interesante y útil, y es que este ácido saca plomo de los huesos, pero también saca calcio y obliga al metabolismo a regenerarse. Hay evidencia de que personas sometidas a terapia de quelación con EDTA presentan mejorías en la densitometría ósea. La conciencia de metales pesados aporta al sanitario un conocimiento importante a la hora de prevenir enfermedades como esta, la que puede sobrevenir por el cadmio, la que puede sobrevenir por el berilio, la que puede sobrevenir por el cromo…

- El plomo atraviesa la placenta. Su acumulación en los tejidos fetales, incluyendo el cerebro, es proporcional a los niveles en sangre materna.
- Excreción renal, usualmente por filtrado glomerular, con algún grado de reabsorción tubular.
- La excreción fecal vía tracto biliar es $\frac{1}{3}$ de la excreción del plomo absorbido.
- Existe una redistribución constante del plomo hacia los tejidos blandos, en especial durante la perimenopausia, lo que puede fomentar la osteoporosis.

- Es importante enfatizar que una terapia corta es insuficiente. No solo con el plomo, sino prácticamente con todos los metales. Digamos que habría que adoptar un ritmo de maratón. Para mí, el tema de los metales pesados es el no va más de la medicina integrativa, porque me obliga a decirle al paciente —y él se obliga a sí mismo— que mantenga este ritmo de maratón para averiguar por dónde vienen los tóxicos, qué cosas de su entorno, de su ambiente, de su alimentación, de su lugar de trabajo le pudieran estar aportando esos metales pesados. Y como eso, en muchos casos, resulta inevitable, habría que ayudarle a fomentar la capacidad de su cuerpo para deshacerse de ellos. ¿Por qué tenemos el hígado graso? Porque comemos mal. Pues necesitaríamos pasarnos a una dieta que nos ayude a evitar ese hígado graso. Para ello, además, deberíamos tener conocimiento de cómo se cuida el hígado, de las piezas hepáticas, de cómo mantener los riñones limpios, de la piel, que actúa de filtro hacia fuera y detoxifica por los pies... y también bañarse en el mar, en la bañera con sales de Epsom, tomar una sauna..., existen multitud de formas. Esto consigue que la gente vaya tomando conciencia.

Es importante enfatizar que no solo voy a hacer terapias cortas: por ejemplo, clorela, un mes; carbón activado, otro mes, y ya está. El proceso que te lleva a estudiar la fisiología es muy bonito: lo de los filtros, lo del intestino, lo del espacio extracelular, que también hay que limpiarlo. ¿Cuándo usar una terapia intravenosa? ¿Cuándo usar la vía oral? Si tu intestino no funciona bien, todo lo que se ingiere por vía oral puede no llegar a ser absorbido; esta es una de las causas por las que fracasa con frecuencia el enfoque ortomolecular —técnica que busca lograr el equilibrio de nutrientes en el cuerpo—. Y de ahí vienen las quejas: «Hace seis meses que tomo un suplemento de no sé qué y no consigo...». Sí, pero ¿qué cantidad de eso está absorbiendo tu cuerpo? Además, suele convertirse en un problema el dar quelantes por vía oral, porque desconoces qué porcentaje de ese quelante se va a absorber. De ahí que resulte sumamente importante tener un intestino en condiciones óptimas.

Volviendo al plomo, añadir que reduce la producción del grupo hemo: hemoglobina, citocromos, catalasa, que son enzimas fundamentales para un montón de cosas. Es decir, se trata de la causa por la que los pacientes con plomo —exposición crónica al plomo— pueden desarrollar anemia.

Abramos un apartado para hablar de las arterias y el endotelio. El óxido nítrico es imprescindible para que el endotelio funcione a la perfección. Este es esa especie de «moquetita» del interior de las arterias que hace que las células sanguíneas fluyan con «amor», sin traumatismos. Si no existe un adecuado óxido nítrico se produce la disfunción endotelial, que sería el primer paso para que aparezca la arteriosclerosis e hipertensión. La arterioesclerosis es una enfermedad sistémica, que se puede manifestar en el corazón, en el cerebro, en la periferia, en el abdomen..., dependiendo de la arteria que esté afectada.

En general, es importante saber que el plomo inhibe la producción de óxido nítrico y, por esa vía, puede desencadenar arterioesclerosis.

- Otros datos bioquímicos: saber que el plomo, de la misma forma que el cadmio, puede enlazar proteínas específicas en los túbulos renales, formando cuerpos de inclusión nucleares que enlazan cromatina. Se observa con facilidad mediante un análisis microscópico.
- Puede inactivar grupos sulfihidrilos en grupos enzimáticos y causar manifestaciones hematológicas serias.
- Bloquea el calcio, o sea, reduce la capacidad de utilizar calcio, magnesio, zinc, hierro y otros micronutrientes.

¿CÓMO SE MANIFIESTA LA INTOXICACIÓN POR PLOMO?

SISTEMA NERVIOSO CENTRAL

- A nivel del sistema nervioso central, afecta virtualmente a todos los sistemas de neurotransmisores cerebrales.
- Compromete la plasticidad sináptica, funciones cognitivas de memoria y aprendizaje. Esto es, problemas de aprendizaje y demencia.

- Neuropatía periférica (pintores).
- Hiperactividad, retardo mental, senilidad, comportamiento violento.

RIÑONES

- Efecto agudo con disfunción de túbulo proximal.
- Efecto crónico con fibrosis intersticial y pérdida progresiva de la función de la nefrona.
- Insuficiencia renal crónica.

Cada vez que nos encontremos con una insuficiencia renal, vamos a investigar sobre los metales pesados y el efecto que podría tener una terapia de quelación en la recuperación de la función renal.

NIÑOS

- Encefalopatía por niveles en sangre mayores de 70 mcg/dl.
- Letargia, vómito, irritabilidad, mareo, ataxia, coma.
- Secuelas: epilepsia, retraso mental, neuropatía óptica.
- Mayor densidad ósea en los niños por maduración acelerada que resultará en menor densidad ósea en la vida adulta, con predisposición a una posterior osteoporosis.

HEMATOLOGÍA (ENFERMEDADES DE LA SANGRE)

- Inhibe varios grupos enzimáticos.
- Elevación de porfirinas y coproporfirinas.
- Anemia hipo- micro- con bilirrubina alta.

SISTEMA CARDIOVASCULAR

- Hipertensión de origen multifactorial.
- Disfunción endotelial.
- Arterioesclerosis.

SISTEMA GASTROINTESTINAL

El «saturnismo» es la intoxicación aguda por plomo y se caracteriza por dolor abdominal intenso, vómito y estreñimiento. Es rara hoy día.

DIENTES

- Inhibe mineralización de esmalte y dentina.
- Afecta el metabolismo de la pulpa dental.
- Caries.

SISTEMA INMUNITARIO

A nivel inmunológico, es causa de asmas, alergias con elevación persistente de la inmunoglobulina E...

HUESOS

- Interferencia con parathormona, calcitonina, vitamina D.
- Afecta osteoblastos, osteoclastos y condrocitos. Retraso en la cura de fracturas.

Existe un concepto que merece la pena recordar y es que un hueso sano no necesariamente tiene que ser un hueso más duro. Un hueso sano es un hueso flexible, resistente al trauma; igual que los edificios que se construyen en Japón, para que sean resistentes a los movimientos telúricos, a los sismos, se construyen con capacidad flexible. Por eso, es importante recordar que el hueso sano es un hueso flexible, resistente al trauma y que da ese soporte resistente para el que está diseñado, pero que no deja de ser un cuerpo biológico. Por eso decimos que no necesariamente un hueso más duro en la densitometría equivale a un hueso más sano. La cultura de insistir en el calcio hay que irla cambiando por vitamina D, magnesio, parathormona.... No solo el calcio mejora la salud del hueso, también hay que detoxificar estos minerales que se depositan en el hueso (berilio, cadmio y plomo).

CÁNCER

El plomo también es cancerígeno y los mecanismos propuestos son:
- Inhibición de síntesis o reparación del material genético (ADN).
- Estrés oxidativo de ese material genético (ADN).
- Sustitución del zinc —agente importante en el sistema inmune— en reguladores de transcripción. Recordemos que dos grandes agentes

necesarios para que el sistema de defensas del sistema inmune funcione bien son el zinc y la vitamina D. El sistema inmune nos defiende del cáncer y de las infecciones, y regula la inflamación.

- Interacción con proteínas (otra causa de cáncer).
- Expresión genética aberrante.
- Sinergia con otros carcinógenos.

Una de las formas que tenemos los que nos dedicamos a ello de estudiar los metales pesados es evaluar su presencia en sangre, orina y pelo. También en la materia fecal. Y esto vale tanto para el plomo como para cualquier metal pesado.

Los tres compartimentos que acabo de mencionar (sangre, orina, pelo) nos van a servir para sacar conclusiones sobre exposición y excreción.

SANGRE, ORINA, PELO (ALTO, ALTO, ALTO)

Plomo alto en sangre, alto en orina y alto en pelo quiere decir que la exposición ha sido reciente, pero también nos dice que la capacidad excretora de ese paciente es buena, porque, aunque aparece alto, está saliendo. Si lo tiene en el pelo es una noticia buena, porque indica que está saliendo por ahí. El problema, y esto sigue siendo negativo para el diagnóstico de metales, es cuando no sale ni en sangre ni en orina ni en el pelo. Para eso, pueden ser útiles los test de provocación, para darle una sacudida al cuerpo, y el quelante, que nos muestre por la orina qué cosas había por ahí en estado basal.

¿Qué ocurre cuando tenemos el nivel alto en sangre y normal en orina y pelo? Quiere decir que la exposición es reciente y/o que la capacidad de excreción es pobre.

Cuando el nivel en sangre y en orina no está elevado, pero sí en pelo, nos encontramos con el típico caso de una exposición a largo plazo, al menos de uno a tres meses. También indica que hay pobre capacidad de excreción, que la capacidad de transporte no es tan alta como para que la podamos detectar en sangre o que de esto hace una semana (puede tener varias interpretaciones).

Cuando en sangre es normal y en orina y pelo es alto, habla de un largo plazo y de una buena capacidad excretora. Cuando tenemos el metal en la orina, indica que lo que está en la sangre está saliendo y a buen ritmo.

Niveles altos en sangre reflejan exposición de veinticuatro a cuarenta y ocho horas antes.

TRATAMIENTO

- Considerar el suplemento de calcio y disminuir el consumo de fósforo.
- El déficit de vitamina D facilita la absorción de plomo y reduce la absorción de calcio. Cuando demos vitamina D, hay que recordar añadir la vitamina K_2. En alguna ocasión he visto pacientes suplementados de forma crónica con vitamina D exclusivamente, sin añadir la K_2, y he detectado unas arterias coronarias calcificadas.
- La vitamina C y cisteína tienen una buena capacidad de enlazar plomo y son buenos coadyuvantes en su quelación.
- Vitaminas del grupo B (B_6, B_9 y B_3), vitamina A, E.
- El cromo trivalente como suplemento puede evitar el daño celular y reducir los niveles de plomo.

AGENTES QUELANTES DE PLOMO

- La combinación de EDTA intravenoso y DMSA oral se define como necesaria para eliminar completamente el plomo del cuerpo. Hay que tener aquí un ritmo de maratón, no existe una fórmula mágica para indicar el número de sesiones: una por semana, una al mes, toda la vida... Se debe aprender a individualizar, porque no todo el mundo tolera una quelación intravenosa, ni daríamos con la indicada, aunque tenga metales pesados en el cuerpo. El quelante, de forma intravenosa, lo remueve todo y puede haber pacientes que no soporten que te lleves los metales tóxicos, pero que, a la vez, también te lleves calcio, zinc, magnesio, si está en un momento poco equilibrado de su vida. Por eso hay que practicarlo pausadamente.

- La combinación de EDTA y DMSA en ratas demostró un incremento en la excreción urinaria y disminución de la carga en tejidos blandos, en comparación con el uso de ambas sustancias de forma individual.
- Quelantes muy efectivos: DMPS, Zn-DTPA, Ca-DTPA.
- La combinación de calcio con EDTA produce reducciones significativas en riñón, hueso y cerebro. Pero hay quien sugiere que este Ca-EDTA puede distribuir y movilizar plomo a tejidos blandos.

El tema de la redistribución del metal es muy interesante y tiene que ver con la afinidad de los quelantes con el metal, porque no todos los quelantes son afines a todos los metales. Por eso, a veces, resulta más conveniente no movilizarlo, evitar una terapia de quelación si no estamos seguros de qué metal vamos a eliminar, no sea que hagamos una redistribución y llenemos de metal un órgano que previamente estaba limpio.

- El DMSA ha sido utilizado desde 1950 como antídoto para la intoxicación con plomo en Rusia, Japón y China, mediante el Protocolo de Andrew Cutler, muy interesante para la toxicidad de metales, sobre todo en niños, y para saber los que se pueden usar de forma más eficaz.

Tengo una idea y es que, en las últimas décadas, el ser humano ha desviado su atención y la corriente médica se ha centrado en el antibiótico. Así, una imagen en una radiografía de tórax enseguida se clasifica, pongamos por caso, como neumonía atípica y los médicos nos centramos en la manera de tratar esa neumonía y qué «bicho» puede haberla ocasionado. Sin embargo, en general, existe muy poca conciencia de la toxicidad con respecto a los plásticos, los metales, y la gente no lo ve como un riesgo, no ve que, en ocasiones, es incluso peor que las infecciones. A veces, nos inventamos infecciones y damos tratamientos con antibióticos para cosas que no lo necesitan, como tener un poco de fiebre; desde luego, con esto, las industrias van a ganar un dineral y no interesa que se sepa lo que en realidad está ocurriendo en nuestro entorno. Esto sucede, por ejemplo, con los campos electromagnéticos tipo 5G, sobre los que también tendríamos mucho que contar.

DESINTOXÍCATE

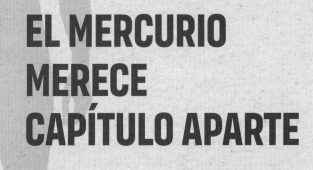

6

EL MERCURIO MERECE CAPÍTULO APARTE

MERCURIO (Hg)

Azogue. Plata líquida. Hidrargirio.
Número atómico: 80
Punto de fusión: -38 °C
Punto de ebullición: 356 °C
Punto de evaporación: 36 °C

Es uno de los cuatro elementos (junto con el cesio, el francio y el galio) que son líquidos a temperatura ambiente.
Se conoce desde el 1500 a.C. y se emplea para hacer amalgamas con otros metales.

Merece capítulo aparte porque debemos saber que al mercurio le encanta el tejido nervioso y se ha convertido en un problema serio hoy día. Es extremadamente tóxico. Puede producir daño cerebral y hepático.

¿DÓNDE ENCONTRAMOS EL MERCURIO?

DIETA

- Pescado grande: salmón, atún, pez espada.
- A diferencia de los bisfenoles que también se depositan en la grasa, cocinar el pescado no disminuye el contenido de metilmercurio.
- También hay compuestos de mercurio inorgánico.

OCUPACIONAL

- Salmuera (inhalación).
- Dispositivos médicos.
- Clínicas dentales.
- Extracción de oro en países subdesarrollados. Se forma amalgama con el oro y luego se calienta para apartar el mercurio, que se libera a la atmósfera.

MEDICINAL

- Diuréticos.
- Antisépticos. Cuando yo era pequeño se empleaba el merthiolate, un antiséptico tópico para curar las heridas que contenía mercurio.
- Cremas tópicas.
- Laxantes.
- Timerosal, que contiene el radical etilmercurio y se usa como agente conservador de vacunas desde 1930.
- Amalgamas dentales.

ACCIDENTAL

- Escape accidental de mercurio cuando se rompe algún dispositivo médico, termómetro...
- En la industria de las amalgamas. Derrames.
- En los intentos de suicidio por ingesta oral de grandes cantidades de mercurio inorgánico.

EFECTOS DE LA EXPOSICIÓN CRÓNICA AL MERCURIO

HAY TRES CATEGORÍAS

- Elemental o mercurio metálico.
- Compuesto de mercurio orgánico, también llamados organomercuriales (metilmercurio y etilmercurio). Microorganismos en el ambiente pueden convertir mercurio inorgánico en metilmercurio, que es la forma de mercurio que más puede afectar la salud de la población general. En el caso del etilmercurio es una forma de mercurio orgánico que se encuentra en conservantes médicos. También se usa como antifúngico. El etilmercurio es un subproducto del metilmercurio tiosalicilato (antibacteriano). Aunque se limpia de forma rápida, tiene una vida media de entre siete y diez días.
- Compuestos de mercurio inorgánico (sales). Es una forma oxidada que se combina con otros elementos químicos para crear sales.

FORMAS MÁS FRECUENTES

Además de las tres mencionadas arriba, hay que destacar:
- Vapor elemental de mercurio (HgO) (cuando tienes una amalgama y tomas algo caliente, y cuando masticas, estás liberando vapor). Es la forma pura, ya que no se combina con otros elementos. Es liberado en actividad volcánica.
- HgO es más peligrosa que la forma líquida, porque es liposoluble y atraviesa la membrana celular y la barrera hematoencefálica.
- Las sales de mercurio se usan en homeopatía (así vemos que también tiene una parte positiva y una negativa).

- Las amalgamas.
  - 50 % de mercurio elemental, 35 % de plata; 13 % de estaño, 2 % de cobre.
  - Cuanto más viejas, más tóxicas.
  - Producen cambios en los linfocitos T y en el sistema inmune (extracciones repetidas sin un protocolo adecuado, tema que tratamos un poco más adelante).
  - Oro en la boca con amalgamas multiplica por 10 la liberación de mercurio debido a la interacción de estos dos metales.
- Tiomersal o timerosal o tiolato de mercurio (merthiolate).
  - Ampliamente usado en las vacunas para prevenir contaminación por hongos o bacterias.
  - Hay 25 mcg de mercurio en cada dosis de vacunas con timerosal.
  - Una vez dentro del cuerpo, se convierte en etilmercurio y tiosalicilato.
  - El etilmercurio rápidamente ocupa células sanguíneas y otros tejidos y se convierte en mercurio inorgánico. Desde ahí, es excretado por las heces y la bilis como mercurio inorgánico.
  - Hay importantes diferencias entre el etilmercurio (que se elimina pronto) y el metilmercurio (que se puede acumular). Este argumento es el que emplean los defensores de las vacunas.

EL MERCURIO EN LAS VACUNAS

En el año 2004, la USA National Science Foundation publicó que los niños vacunados con compuestos que contienen timerosal tienen veintisiete veces más posibilidad de desarrollar autismo.

La FDA descubrió en 1999 que «los niños que reciben vacunas con timerosal en varias visitas pueden estar expuestos a más mercurio que el recomendado por las guías federales». Al mes siguiente, la Agencia Europea para la Evacuación de Productos Medicinales (EMEA) emitió un comunicado: «La exposición acumulativa al etilmercurio podría ser un motivo de preocupación».

Desafortunadamente, la mayoría de las vacunas disponibles en la actualidad contienen mercurio y aluminio. Esto es lo que opina el doctor Boyd Haley, profesor de Química en la Universidad de Kentucky: «El tiomersal es extremadamente tóxico. Los datos preliminares son convincentes e indican que las vacunas son el principal sospechoso de la causa de autismo».

Los efectos acumulativos del mercurio impiden el desarrollo cerebral, dañan el sistema inmune y el sistema gastrointestinal. Además, se cree que la MMR (a los dieciocho meses) podría ser el desencadenante del autismo, porque el sistema inmune estropeado no puede manejar la inyección de tres virus a la vez. También puede haber predisposición genética, ya que no todos los niños desarrollan el problema.

Mención especial merece la vacuna de la hepatitis B, que en algunos países se administra nada más nacer.

PROTOCOLO DE EXTRACCIÓN SEGURA DE AMALGAMAS

Cada vez son más los profesionales de la odontología que se han hecho conscientes del problema de salud que a largo plazo pueden generar unos empastes metálicos en la boca. En España todos aquellos con los que lo comento me dicen que ya solo se usan los empastes de composite, pero desafortunadamente no es así en otros países. La Academia Internacional de Medicina Oral y Toxicología (IAOMT son sus siglas en inglés) ha descrito un protocolo denominado SMART (Safe Mercury Amalgam Removal Technique).

Se sabe que el vapor de mercurio se libera de los empastes de amalgama de mercurio dental a velocidades más altas durante el cepillado, la limpieza, el bruxismo, la masticación y también durante la colocación, reemplazo y extracción de empastes de amalgama.

Las recomendaciones de la IAOMT se basan en técnicas tradicionales de extracción segura de amalgama, como el uso de máscaras, irrigación de agua y succión de alto volumen. Asimismo, aconsejan complementar estas estrategias convencionales con una serie de medidas de protección adicionales.

Toda la información acerca de este protocolo en castellano está disponible en la página https://es.iaomt.org/resources/safe-removal-amalgam-fillings/

ANÁLISIS DE LABORATORIO PARA EL MERCURIO

- Pelo.
- Sangre total. Para toxicidad aguda en las primeras veinticuatro horas (para la toxicidad crónica, no nos vale la sangre).
- Orina veinticuatro horas (se aceptan niveles de excreción de menos de 20mcg/l).
- Agua (0,002 ppm es el nivel máximo recomendado en agua potable).

MANIFESTACIONES CLÍNICAS DE INTOXICACIÓN POR MERCURIO

- Anorexia y pérdida de peso.
- Gingivitis y problemas dentales.
- Estomatitis.
- Dermatitis.
- Hiperactividad.
- Sabor metálico.
- Hipertensión arterial (y como el mercurio bloquea el selenio, puede

tener efectos cardiológicos directos se conoce una miocardiopatía llamada «enfermedad de Keshan por déficit de selenio»).

- Depresión, irritabilidad, pérdida de energía, alucinaciones, psicosis, ataxia.
- Síndrome de piernas inquietas.
- Alergias.
- Asma.

TRATAMIENTO

El mercurio hay que detoxificarlo lentamente porque se debe evitar la movilización del mercurio de un órgano para otro. De ahí que las quelaciones de mercurio sean a largo plazo, para saber muy bien dónde se localiza ese mercurio y cómo lo vamos a sacar de ahí.

Aportaremos como suplementos la cisteína y metionina, vitaminas del grupo B. También selenio y zinc, que, como hemos visto antes, son los antagonistas bioquímicos del mercurio.

AGENTES QUELANTES

La terapia de quelación con DMPS (venosa) y DMSA (oral) elimina el mercurio de manera efectiva. El protocolo de IBCMT recomienda una sesión por semana durante cuatro semanas. El DMPS debe ser usado con gran precaución y nunca en pacientes con amalgamas. Yo asumo que a un paciente con amalgamas no le puedo hacer terapia de quelación intravenosa sin correr el riesgo de liberar más mercurio.

DMSA es con toda probabilidad el quelante más efectivo para eliminar el mercurio del cerebro.

Idealmente, el DMPS se debe administrar después de 25 g de ácido ascórbico IV.

Existe controversia acerca de la eficacia del EDTA y su afinidad con el mercurio, básicamente porque, aunque lo pueda agarrar y quelar, esta eficacia es baja. La afinidad del quelante con el metal es algo que tener en cuenta cuando se estudian los agentes quelantes. No tiene sentido que un quelante no tenga afinidad por una nanopartícula de metal, ya que la va a sacar de un órgano, pero antes de salir por la orina la va a soltar, con lo que se corre el riesgo de que se deposite en otro órgano diferente. Este fenómeno se conoce como «reintoxicación». Algunas voces autorizadas todavía ponen en entredicho el tema de la afinidad del EDTA por el mercurio.

DESINTOXÍCATE

7

LOS ADITIVOS QUÍMICOS EN LA INDUSTRIA ALIMENTARIA ACTUAL

METALES Y XENOBIÓTICOS

La cantidad de sustancias químicas con posibles efectos negativos sobre la salud del consumidor en la industria alimentaria es importante, como también lo es el nivel de conocimiento de la población general y el personal sanitario. Vamos a enumerar algunos de los ejemplos más significativos.

El dióxido de titanio (TiO_2) , aunque se ha categorizado como un material bioinerte, la evidencia reciente ha demostrado distintos perfiles de toxicidad de las nanopartículas de TiO_2 y un riesgo potencial para la salud de los seres humanos. Estos estudios indican que el dióxido de titanio entra en la circulación sistémica y se acumula en los pulmones, el hígado, los riñones, el bazo, el corazón y el sistema nervioso central, y puede causar estrés oxidativo y daño tisular en estos órganos vitales. En los últimos tiempos, algunos estudios han planteado los posibles efectos perjudiciales de las nanopartículas de TiO_2 en la homeostasis de la glucosa.

Debido a que los dulces contienen una gran cantidad de nanopartículas de TiO_2 en comparación con otros productos alimenticios, los niveles más altos de exposición se dan en los niños. En Estados Unidos, la ingesta diaria de nanopartículas de TiO_2 es de aproximadamente 0,2-0,7 mg/kg de peso corporal en adultos y de 1 a 2 mg/kg de peso corporal en niños, en comparación con 1 mg/kg de peso corporal en adultos y de 0,72 a 2-3 mg/kg de peso corporal en niños, respectivamente, en el Reino Unido. Ello sugiere que la ingesta en niños es hasta tres veces mayor que la de los adultos.

El dióxido de titanio se encuentra en la lista de ingredientes como colorante E171.

El aluminio, o colorante E173, es un elemento natural que se encuentra en la naturaleza y se utiliza en los alimentos para la coloración plateada y gris. La creación de este tinte generalmente implica dos pasos. En primer lugar, en un proceso de sosa cáustica a alta temperatura, el óxido de aluminio se refina a partir de bauxita o mineral de criolita. En segundo lugar, este resultado se somete a un proceso de fundición electrolítica con la intención de convertir la alúmina (óxido de aluminio trihidrato) en oxígeno y aluminio metálico. En vez de la ingesta diaria, se recomienda no sobrepasar 1 mg del tinte por cada kilogramo de peso corporal por semana. Sin embargo, eso es completamente incoherente. No deberíamos consumir esta sustancia en absoluto.

A pesar de que esto es algo natural, hay profundos aspectos negativos asociados con su consumo. Puede causar neurotoxicidad, cáncer de mama, enfermedad de Alzheimer, osteoporosis, daño renal, fibrosis, demencia, daño cerebral y disminución de la función cognitiva (como deterioro de la memoria y la concentración), pérdida de masa ósea y mayor riesgo de fracturas, trastornos estomacales, erupciones cutáneas, debilidad... También puede ocasionar daños profundos al metabolismo del calcio y el fósforo, así como generar enfermedades del sistema musculoesquelético.

Se puede utilizar en alimentos procesados como pasteles, dónuts, galletas, magdalenas... (dulces en general), en decoraciones de alimentos, jarabes, palomitas de maíz, lasañas, refrescos, fórmulas infantiles, productos de cereales y otros.

Finalmente, porque la lista es muy larga, te invito a hacer tu propia búsqueda en www.aditivos-alimentarios.com.

El glutamato monosódico (MSG) es uno de los aminoácidos más abundantes en la naturaleza. Está presente en grupos heterogéneos de alimentos como potenciador del sabor y se utiliza como aditivo alimentario (E621) en forma de proteína hidrolizada o como sal monosódica purificada. Algunas ventajas del uso de MSG son las siguientes:

1. su sabor es umami;
2. reduce la necesidad de condimentos sin alterar el sabor;
3. debido a la presencia de un tercio de sodio, puede utilizarse como sustituto de la sal de mesa;

4. se emplea en la dieta de algunos pacientes que han perdido el apetito para desarrollar un sabor estimulante;

5. su consumo aumentó debido a su fácil disponibilidad y rentabilidad.

Se ha demostrado que el monosodio es tóxico tanto para los seres humanos como para los animales de experimentación. Los efectos secundarios reportados por diversos estudios se pueden resumir en la aparición de anomalías metabólicas/digestivas y de los sistemas respiratorio, circulatorio y nervioso. Se encontró que la exposición de las ratas a MSG en la etapa neonatal puede dañar gravemente sus núcleos hipotalámicos (núcleo arqueado y ventromedial), lo que resulta en un aumento del peso corporal, deposición de grasa, disminución de la actividad motora y secreción de hormona de crecimiento.

Dado que el glutamato es conocido como un importante neurotransmisor excitatorio en el sistema nervioso central, su exceso conduce a la «excitotoxicidad», que puede causar daño neuronal severo y otras complicaciones. Los trastornos comunes incluyen isquemia y lesión cerebral traumática. Asimismo, puede provocar también afecciones crónicas como la esclerosis lateral amiotrófica, la esclerosis múltiple y la enfermedad de Parkinson.

Un estudio realizado en 349 sujetos humanos en Tailandia demostró correlación entre las dosis de MSG, el síndrome metabólico y la obesidad, que era independiente de otros factores importantes como la ingesta total de energía y el nivel de actividad física.

PLÁSTICOS (DIABETÓGENOS)

Los ftalatos y los bisfenoles son compuestos químicos de alto volumen de producción que se utilizan en la fabricación de productos médicos y de consumo en forma de plástico. Dada su ubicuidad en el medio ambiente, los estudios de monitorización epidemiológica detectan de manera rutinaria estos productos químicos en el 75-90 % de la población general. La evidencia acumulada sugiere que tales exposiciones químicas pueden influir en los resultados de salud humana, incluida la salud cardiovascular. Estas asociaciones son particularmente preocupantes para las poblaciones sensibles, incluidos los grupos fetales, infantiles y pediátricos, con capacidades metabólicas subdesarrolladas y sistemas de órganos en desarrollo.

Los ftalatos se utilizan como plastificantes en plásticos de PVC. Como no están unidos químicamente al PVC, pueden aligerarse, migrar o evaporarse en el aire interior y la atmósfera, los alimentos, otros materiales... Los productos de consumo que contienen ftalatos pueden llegar a la exposición humana a través del contacto directo y el uso, e indirectamente por medio de la mezcla en otros productos o de la contaminación ambiental general. Esto es especialmente manifiesto en los productos envasados en plástico (botellas, tetrabriks, etc.).

Algunos ftalatos son tóxicos para la reproducción y el desarrollo en animales, y se sospecha que son disruptores endocrinos en humanos. La evaluación de la exposición a través de la modelización de datos ambientales da pistas de que la exposición de los niños a estos compuestos químicos excede la de los adultos. Los datos actuales de biomonitoreo humano ponen de manifiesto que la ingesta tolerable de niños se excede en un grado considerable, en algunos casos hasta veinte veces.

Recientemente, algunos investigadores dieron la voz de alarma por haber encontrado rastros de ftalatos en muestras de agua de botellas de plástico dejadas a altas temperaturas al aire libre durante mucho tiempo.

Múltiples líneas de evidencia de modelos *in vitro* han establecido que las modificaciones epigenéticas causadas por la exposición *in utero* a tóxicos ambientales pueden inducir alteraciones en la expresión génica que pueden persistir a lo largo de la vida. La epigenética es un mecanismo importante en la capacidad de los productos químicos ambientales para influir en la salud y la enfermedad, y el bisfenol A (BPA) y los ftalatos son epigenéticamente tóxicos.

Se sabe desde hace mucho tiempo que el BPA y los ftalatos tienen propiedades estrogénicas débiles y actúan como disruptores endocrinos debido a su capacidad para competir con las hormonas esteroides endógenas que se unen a los receptores. El BPA se descubrió originalmente como un estrógeno artificial, y su efecto estrogénico se utilizó para mejorar el rápido crecimiento del ganado y las aves de corral. El BPA también se usó durante algunos años como reemplazo de estrógeno para las mujeres.

Los impactos de la exposición al BPA en la salud humana han sido ampliamente revisados e informados por el Centro para la Evaluación de Riesgos para la Reproducción Humana del Programa Nacional de Toxicología de Estados Unidos. Además, existe una amplia bibliografía que muestra los efectos adversos de la exposición aguda a dosis bajas de BPA en animales de experimentación. Estudios epidemiológicos han encontrado asociaciones entre los niveles sanguíneos de BPA en las mujeres y el deterioro de la salud, incluida la hiperplasia endometrial y la obesidad. Se ha demostrado que el BPA tiene efectos adversos para la salud, incluidos cambios secundarios en el desarrollo sexual y alteraciones neuroconductuales en el desarrollo fetal hasta la primera infancia.

Con respecto al alto consumo involuntario de plásticos en la sociedad actual y su demostrada relación con la tendencia a diabetes y síndrome metabólico, merece la pena una explicación rápida de estos dos conceptos.

ENFERMEDADES ASOCIADAS A LOS PLÁSTICOS

DIABETES

La diabetes mellitus es un conjunto de trastornos metabólicos cuya principal característica común es la presencia de concentraciones elevadas de glucosa en la sangre de manera persistente o crónica, que pueden ser debidas a un defecto en la producción de insulina, a una resistencia a la acción de la insulina para utilizar la glucosa, a un aumento en la producción de glucosa o a una combinación de estas causas.

En el diabético la aterosclerosis se desarrolla como resultado de un proceso de varios pasos que finalmente conduce a una enfermedad cardiovascular asociada con una alta morbilidad y mortalidad. Los posibles vínculos entre los dos trastornos crónicos se han investigado en numerosos estudios. Como se ha mencionado al principio, la inflamación crónica se considera en la actualidad como uno de los factores clave en el desarrollo de la aterosclerosis y está presente desde las primeras etapas del inicio de la patología. También puede considerarse como uno de los posibles vínculos entre la aterosclerosis y la diabetes mellitus.

La diabetes tipo 1 es causada por la destrucción autoinmune de las células β pancreáticas productoras de insulina. El trío clásico de síntomas es polidipsia (sed excesiva), polifagia (hambre desmedida) y poliuria (necesidad frecuente de orinar). La mayoría de las veces, la enfermedad se diagnostica en niños y adolescentes, que generalmente demuestran la combinación de síntomas mencionada más arriba y una hiperglucemia marcada que requiere un reemplazo exógeno de insulina de por vida.

El aumento de la prevalencia de la diabetes mellitus tipo 2, que ahora afecta a más de 370 millones de personas, es el resultado del aumento mundial de la incidencia de la obesidad. La prediabetes a menudo se determina como la distinción entre la alteración de la glucosa en ayunas y/o la intolerancia a la glucosa. La diabetes tipo 2 probablemente debe considerarse como un continuo de etapas de la enfermedad con una gravedad creciente, en la que el grado de aumento de la glucosa plasmática depende de la magnitud de la deficiencia de células β.

La disfunción endotelial se ha documentado en pacientes con diabetes y en individuos con resistencia a la insulina o con alto riesgo de desarrollar diabetes tipo 2. Los factores asociados con la disfunción endotelial en la diabetes incluyen la activación de la proteína quinasa C, la sobreexpresión de factores de crecimiento y/o citoquinas, y el estrés oxidativo.

En estudios experimentales más recientes se ha demostrado que la hiperinsulinemia modesta del mismo grado, observada en pacientes resistentes a la insulina después de un ayuno nocturno, causa una disfunción endotelial grave en las arterias de conductos grandes, un efecto que puede prevenirse con vitamina C, lo que implica un aumento del estrés oxidante como paso obligado en su génesis. Estos datos parecen revelar un nuevo escenario en la relación entre la resistencia a la insulina/ hiperinsulinemia y la aterosclerosis en humanos, lo que podría entenderse como un ciclo perpetuador de la enfermedad vascular en el diabético insulinodependiente.

Veamos a continuación la relación de la diabetes con los plásticos. Los ftalatos hacen que los plásticos como el cloruro de polivinilo (PVC) sean más flexibles y, asimismo, se agregan a algunos cosméticos, perfumes y otros productos de cuidado personal para estabilizar los colores y las fragancias. Una amplia variedad de artículos para el hogar depende de los ftalatos, incluidos los suelos de vinilo, los adhesivos y las cortinas de ducha. Más del 75 % de los estadounidenses tienen ftalatos en la orina.

Hay estudios que relacionan ciertos ftalatos —los que se emplean principalmente en pegamentos y acabados de laca— y el ftalato de bencilo y butilo (BBP) —un componente de vinilos para el suelo, masillas y selladores—, con el doble de la tasa de diabetes en mujeres con los niveles más altos de marcadores de ftalato en la orina.

El esmalte de uñas solía contener altos niveles de este compuesto químico, pero la mayoría de los fabricantes los eliminaron voluntariamente en los últimos años. Eso es al menos lo que decía en julio de 2012 *Scientific American* en un artículo titulado «Los productos químicos utilizados en los plásticos relacionados con la diabetes en las mujeres», cuyo subtítulo reza: «Los ftalatos duplicaron la tasa de diabetes en mujeres con las exposiciones más altas».

EL SÍNDROME METABÓLICO

El síndrome metabólico es una acumulación de varios trastornos, que en conjunto aumentan el riesgo de que un individuo desarrolle enfermedad cardiovascular aterosclerótica, resistencia a la insulina y diabetes mellitus, y complicaciones vasculares y neurológicas como las que estamos describiendo en este capítulo. Lo traigo a colación porque también está relacionado con el efecto endocrino de los plásticos.

El desorden metabólico se convierte en un síndrome si el paciente tiene al menos tres de los siguientes hallazgos:

- Circunferencia de la cintura de más de 100 cm en los hombres y 90 cm en las mujeres.
- Triglicéridos elevados de 150 mg/dl o más.
- Reducción del colesterol de lipoproteínas de alta densidad (HDL) inferior a 40 mg/dl en hombres o inferior a 50 mg/dl en mujeres.
- Glucosa en ayunas elevada de l00 mg/dl o mayor.
- Valores de presión arterial sistólica de 130 mmHg o superior y/o diastólica de 85 mmHg o superior.

La causa subyacente del síndrome metabólico es el peso extra, la obesidad, la falta de actividad física y la predisposición genética. Su base es una acumulación de tejido adiposo y disfunción tisular que, a su vez, conduce a la resistencia a la insulina. Las citoquinas proinflamatorias, como el factor de necrosis tumoral, la leptina, la adiponectina, el inhibidor del activador del plasminógeno y la resistina, se liberan del tejido adiposo agrandado, lo que altera e impacta negativamente en el manejo de la insulina. La resistencia a la insulina puede ser adquirida o puede deberse a la disposición genética. El deterioro de la vía de señalización, los defectos del receptor de insulina y la secreción defectuosa de esta pueden contribuir a la resistencia a la insulina.

Con el tiempo, la resistencia a la insulina causa daño microvascular, que predispone a un paciente a la disfunción endotelial, la resistencia vascular, la hipertensión y la inflamación de la pared de los vasos. El daño endotelial puede afectar la homeostasis del cuerpo y causar enfermedad aterosclerótica y el desarrollo de hipertensión.

Los efectos acumulados de la disfunción endotelial y la hipertensión debido al síndrome metabólico pueden provocar una cardiopatía isquémica. La disfunción endotelial generada por el aumento de los niveles de activador del plasminógeno tipo 1 y los niveles de adipocina pueden ocasionar trombogenicidad de la sangre y la hipertensión causa resistencia vascular a través de la cual se puede desarrollar la enfermedad de las arterias coronarias.

La salud y la higiene del sueño también deben discutirse con los pacientes que tienen síndrome metabólico, porque la apnea del sueño y la privación del sueño pueden conducir al desarrollo del síndrome metabólico. Los estudios han demostrado que en pacientes con apnea del sueño de moderada a grave, tres meses de presión positiva continua en las vías respiratorias pueden reducir la presión arterial y potencialmente revertir algunas anomalías del síndrome metabólico.

> **Dentro de las estrategias de prevención y control del sobrepeso, es necesario evitar aquellos alimentos que, por estar almacenados en envases de plástico, puedan hacer que indirectamente estemos consumiendo nanopartículas plásticas que facilitan este problema metabólico tan común en nuestros días.**

COLORANTES Y ADITIVOS EN GENERAL

Para hacerlos más identificables, los aditivos alimentarios (AA) tienen un nombre común y un número oficial que puede diferir de un país a otro. El Sistema Internacional de Numeración (SIN) es el estándar mundial para clasificar todo lo relacionado con los alimentos y utiliza los números 100 a 199 para los aditivos de color (aprobados para su uso o no) del *Codex Alimentarius*, establecido en 1963 por la Organización de las Naciones Unidas para la Agricultura y la Alimentación (FAO) y la Organización Mundial de la Salud (OMS).

La Unión Europea (UE) utiliza el SIN y añade un prefijo E (E de «Europa») para los colorantes alimentarios naturales y sintéticos aprobados por la Autoridad Europea de Seguridad Alimentaria (EFSA), establecida en 2002. A diferencia de en la Unión Europea, en Estados Unidos, la FDA separa los colores producidos sintéticamente o AA, que se prueban por lotes para determinar su seguridad («colores certificados», $N = 9$), de los derivados de fuentes naturales en los que no se requieren pruebas de lotes individuales.

Hay siete colorantes alimentarios certificados aprobados para uso generalizado en Estados Unidos: azul brillante (en Europa, E133), indigotina (E132), verde rápido (E143), tartrazina (E102), amarillo atardecer (E110), eritrosina (E127) y rojo allura (E129).

Uno de los temas más controvertidos actualmente en el campo de los aditivos alimentarios se refiere a su efecto en el comportamiento de los niños. Aunque la idea de que las alergias alimentarias o las hipersensibilidades conducen a problemas de comportamiento y aprendizaje se remonta a la década de 1920, una hipótesis específica con respecto a esta relación no se desarrolló hasta la década de 1970. En 1973, el doctor Benjamin Feingold presentó un artículo en la reunión anual de la Asociación Médica Americana, en el que se exponía que la hiperactividad pediátrica y los problemas de aprendizaje se debían a ciertos alimentos y aditivos alimentarios.

El doctor Feingold, criticado, cómo no, por «falta de rigor científico» —nótese, por favor, el sarcasmo— originalmente diseñó un patrón de alimentación para sus pacientes jóvenes con síntomas de alergia, como urticaria, asma y eccema. Después de notar mejoras en el comportamiento, comenzó a usar esa dieta para ayudar a los niños con TDAH, autismo, dislexia y otros problemas de comportamiento. Su dieta elimina los colorantes artificiales, los edulcorantes, las sustancias conocidas como salicilatos y tres conservantes: el beta-hidroxiácido o BHA, el butilhidroxitolueno o BHT y el terbutilhidroquinona o TBHQ, también denominado butilhidroquinona terciario. Feingold recomendaba cocinar en casa para que los hijos no comieran accidentalmente ingredientes prohibidos. Afirmaba que las etiquetas de los alimentos a menudo son incorrectas o engañosas, por lo que no se debe confiar en ellas. ¿Entiendes ahora por qué se le acusa de «falta de rigor científico»? Un conspirador más de esos que ahora salimos hasta de debajo de las piedras.

Las principales conclusiones de estudios publicados hasta la fecha se pueden resumir así:

- Los aditivos alimentarios no son una causa principal del trastorno por déficit de atención (TDAH), pero pueden contribuir significativamente a algunos casos.
- Hay varias explicaciones posibles desde el punto de vista biológico para las posibles interacciones clinicopatológicas.
- Aunque probablemente no haya una reacción mediada por el sistema inmune, no se descarta el papel de la liberación de histamina.
- Al interferir con los nutrientes y otras vías metabólicas en la periferia, los aditivos alimentarios podrían afectar el cerebro sin cruzar la barrera hematoencefálica.
- El efecto deletéreo no parece limitarse al TDAH (se ha replicado un efecto general). Por tanto, los aditivos alimentarios pueden ser más un problema general de salud pública que un problema de TDAH.

El consumo diario per cápita de aditivos alimentarios se ha cuadriplicado en los últimos cincuenta años.

EDULCORANTES (ASPARTAMO)

Los edulcorantes no nutritivos son edulcorantes de alta intensidad que se utilizan en pequeñas cantidades para reducir el contenido calórico y de azúcar de los alimentos y bebidas. El controvertido aumento del uso de edulcorantes no nutritivos en los llamados «alimentos y bebidas saludables» ha sido recientemente objeto de atención. El aspartamo, en particular, que fue descubierto accidentalmente en 1969, ha recibido mucha atención debido a su potente dulzura, que es de doscientas a trescientas veces mayor que la de la sacarosa. El aspartamo tiene un sabor limpio similar al azúcar, ni metálico ni amargo. Es mucho más barato que el azúcar y es una opción atractiva para los fabricantes. Se incorpora en más de seis mil productos, incluidos refrescos, mezclas de postres, postres con-

gelados y yogur, multivitaminas masticables y cereales para el desayuno.
También en unos seiscientos productos farmacéuticos y, por consiguiente, es consumido por millones de personas en todo el mundo.

Los metabolitos del aspartamo pueden reducir o potenciar la acción de los medicamentos a través de varios mecanismos. Los metabolitos aminoácidos y las proteínas pueden (1) alterar las proteínas sanguíneas a las que se unen los medicamentos; (2) alterar los receptores de fármacos en las membranas celulares; (3) cambiar los sitios en los que los impulsos se transmiten a lo largo de los nervios al músculo; (4) causar anomalías metabólicas en personas mayores que pueden aumentar la vulnerabilidad de esta población a las reacciones a los medicamentos, o (5) interferir con la acción del fármaco. Los problemas de seguridad asociados con el uso de aspartamo incluyen toxicidad potencial de los metabolitos del aspartamo, incluido el metanol y/o su metabolito, formaldehído.

La administración oral de aspartamo, tanto a una dosis más alta (> 40 mg/kg/d) como a una dosis segura (≤ 40 mg/kg/d), puede incrementar la producción de radicales libres e inducir estrés oxidativo en las células sanguíneas (eritrocitos, neutrófilos y linfocitos) al alterar el equilibrio oxidante/antioxidante. El estrés oxidativo en los eritrocitos es susceptible de provocar daños en la membrana de los eritrocitos, perjudicar el flujo de eritrocitos a través de la microcirculación y el suministro de oxígeno a los tejidos, inducir el envejecimiento eritrocitario e inflamación.

El consumo de dosis más altas de aspartamo (> 40 mg/kg/d) en el cerebro también ha sido objeto de estudio. Los resultados sugieren que dosis más altas de este edulcorante pueden resultar en un cambio en las actividades enzimáticas. Además, se ha descrito en un estudio de voltamperometría *in vivo*, que disminuye los niveles de dopamina extracelular evocados en el cerebro de la rata. Las áreas cerebrales afectadas pueden incluir la corteza cerebral, el hipotálamo y el hipocampo, como se muestra en un artículo de Ayyaswamy y Rathinasamy de 2012 («Effect of chronic exposure to aspartame on oxidative stress in the brain of albino rats», J Biosci. 2012 Sep;37(4):679-88. doi: 10.1007/s12038-012-9236-0. PMID: 22922192). Áreas como el hipocampo y la corteza prefrontal medial desempeñan un papel importante en la memoria y la toma de decisiones.

HERBICIDAS Y PESTICIDAS EN NUESTROS PLATOS

Hay más de mil pesticidas en todo el mundo que se utilizan con el propósito de que los alimentos no sean dañados ni destruidos por plagas. Muchos de los plaguicidas más antiguos y menos costosos (sin patente), como el dicloro difenil tricloroetano (DDT) y el lindano, pueden permanecer durante años en el suelo y el agua. Estos productos químicos han sido prohibidos por los países que firmaron el Convenio de Estocolmo de 2001, un tratado internacional que tiene como objetivo eliminar o restringir la producción y el uso de contaminantes orgánicos persistentes.

La toxicidad de un plaguicida depende de su función y otros factores. Por ejemplo, los insecticidas tienden a ser más tóxicos para los seres humanos que los herbicidas. La misma sustancia química puede tener distintos efectos en diferentes dosis, es decir, la cantidad de sustancia química a la que una persona está expuesta.

En un número del año 2021 de la revista *Food and Chemical Toxicology*, J. Baudry y colaboradores publicaron un artículo titulado «Exposición dietética estimada a residuos de pesticidas basada en datos orgánicos y convencionales en omnívoros, pesco-vegetarianos, vegetarianos y veganos». Dicho estudio comprueba que prácticamente todos los seres humanos (al menos los incluidos en ese estudio), con independencia de su estilo de nutrición, tienen residuos de pesticidas sintéticos en su cuerpo. Destacan el beneficio de los cultivos orgánicos cuando afirman: «En comparación con los omnívoros, aparte de los pesticidas autorizados en la agricultura orgánica, los vegetarianos tuvieron una exposición más baja. El escenario cien por cien convencional condujo a un fuerte aumento en la exposición a residuos de pesticidas, excepto para los pesticidas permitidos en la agricultura orgánica y, a la inversa, para el escenario cien por cien orgánico».

En otro estudio publicado en 2016 con el título «Concentraciones urinarias de pesticidas organofosforados y carbamatos en residentes de una comunidad vegetariana», T. Berman y colaboradores describen sus hallazgos al estudiar una población concreta de Israel. Este artículo es de la revista *Environment International*. Los investigadores midieron los niveles urinarios de metabolitos de plaguicidas organofosforados no específicos (dialquil fosfatos (DAP)) y metabolitos específicos de los plaguicidas de uso actual clorpirifós (3,5,6-tricloro-2-piridinol (TCPy)), propoxur (isopropoxifenil (IPPC)) y carbaril (1-naftol). Los resultados de este estudio piloto indican niveles relativamente altos de concentraciones urinarias de metabolitos de plaguicidas organofosforados en residentes de una comunidad vegetariana, una asociación positiva entre la ingesta vegetal y los niveles urinarios de un metabolito específico de clorpirifós, y niveles más bajos de dimetil fosfato total en individuos que informan una mayor ingesta de productos orgánicos.

Por otro lado, cabe destacar un artículo publicado en la revista *Chemosphere* en mayo de 2023, titulado «Exposición a plaguicidas no persistentes y maduración sexual de varones adolescentes españoles» y del que es coautor mi admirado colega el doctor Nicolás Olea, uno de los principales expertos en medicina ambiental a nivel internacional. En este estudio se midieron los metabolitos de varios plaguicidas en muestras puntuales de orina recogidas de 201 niños de catorce a diecisiete años, incluyendo: 3,5,6-tricloro-2-piridinol (TCPy), metabolito del clorpirifós; 2-isopropil-4-metil-6-hidroxipirimidina (IMPy), metabolito del diazinón; malatión diácido (MDA), metabolito del malatión; dietil tiofosfato (DETP) y dietil ditiofosfato, metabolitos no específicos de organofosforados; ácido 3-fenoxibenzoico (3-PBA) y dietil ditiofosfato, metabolitos no específicos de organofosforados; ácido 3-fenoxibenzoico (3-PBA) y ácido carboxílico dimetilciclopropano, metabolitos de los piretroides; 1-naftol (1-NPL), metabolito del carbarilo; y etilentiourea (ETU), metabolito de fungicidas ditiocarbamato.

Perdóname, lector, que abuse de tu confianza poniendo la lista completa de metabolitos medidos, pero es que, si no sabemos lo que comemos, ¿cómo vamos a hacer el cambio? ¿El objetivo de las autoridades es facilitar el comercio? ¿No debería ir un adecuado equilibrio entre la producción orgánica y la salud de la población antes que cualquier otro beneficio?

Vuelvo al estudio del grupo del doctor Olea. La maduración sexual se evaluó mediante estadios de Tanner, escala de desarrollo puberal autoinformada y volumen testicular. Y para no aburrirte con los datos de resultados, paso directamente a una de las conclusiones que reza: «La exposición a ciertos pesticidas puede estar asociada con retraso en la madurez sexual en varones adolescentes».

Hay muchos estudios que muestran la relación entre los pesticidas, herbicidas y los problemas de tipo hormonal, dentro de los que puede estar, no lo olvidemos, el cáncer dependiente de hormonas. El concepto de «disruptor endocrino» ya se ha mencionado con anterioridad y vuelve a salir aquí debido a que los herbicidas y pesticidas tienen la capacidad de interactuar negativamente con nuestro equilibrio hormonal, lo que incide de modo adverso en nuestra salud.

Por otra parte, los herbicidas también causan un efecto muy negativo en nuestro ecosistema interno, la microbiota intestinal. Matan las bacterias beneficiosas (probióticos) al tiempo que dan a los patógenos peligrosos una ventaja competitiva. La evidencia científica indica que el glifosato crea y acelera la resistencia a los antibióticos en bacterias causantes de enfermedades como la salmonela y *E. coli*. El glifosato representa un enorme riesgo para la salud debido a la exposición constante. Aunque cada contacto con glifosato puede parecer pequeño, todos se suman, especialmente porque esta toxina cotidiana engaña al cuerpo para que la almacene, imitando otros nutrientes esenciales. Es decir, que también actúa por «mimetismo» como lo hacen los metales pesados de los que ya hablamos.

Los principales efectos negativos del glifosato son:

- Deficiencias en minerales esenciales como el manganeso y el hierro, que pueden desencadenar diabetes, demencia y anemia.
- Crecimiento excesivo de patógenos en el intestino (disbiosis o «intestino permeable»), que aumenta el riesgo de enfermedades crónicas.

- Interrupción de procesos bioquímicos vitales (como la metilación de desintoxicación), que puede conducir a la sobrecarga de toxinas, enfermedades autoinmunes y cáncer.
- Reducción de la producción de neurotransmisores, que puede causar depresión, ansiedad y deterioro cognitivo.
- Curiosamente, el cuerpo puede confundir el glifosato con glicina durante la síntesis de proteínas, engañándolo para que almacene glifosato tóxico en tejidos y órganos.

Te recuerdo una vez más que lo que nos intoxica no es lo que entra al cuerpo, sino lo que el cuerpo no es capaz de eliminar. Tenemos abundantes recursos para deshacernos de estas sustancias, como veremos en el capítulo correspondiente. Como es obvio, el primer paso es intentar detectarlos para no meterlos en el cuerpo, y ello nos debería llevar a investigar qué alimentos son tratados con glifosatos y sustancias similares para dejar de comprarlos y consumirlos.

Además, podemos atender con prebióticos y probióticos nuestra microbiota, valorar el uso del alga kelp cuyo beneficio contra la absorción de herbicidas ha sido demostrado —solo está contraindicada para quienes tienen alergia al yodo y para los que padecen hipotiroidismo—. Al suplementar con el aminoácido glicina podemos evitar que se almacene glifosato y mejorar la actividad del glutatión. El extracto de ginkgo biloba también ha demostrado en ratones contrarrestar la toxicidad por glifosato. Y finalmente, el uso de arcillas desintoxicantes (zeolita, caolín bentonita y tierras de diatomea) son potentes limpiadores de esta basura que se nos ha metido en la agricultura moderna. Confiemos en que podamos recuperar la capacidad de tener a gran escala una agricultura verdaderamente ecológica y orgánica, por el bien de la salud de nuestra especie.

DESINTOXÍCATE

8

EL ABC DE LA NUTRICIÓN PARA RECUPERAR LA CONEXIÓN CON LA NATURALEZA. EL AYUNO

RECUPERAR EL CONOCIMIENTO Y LA CONFIANZA EN LAS GRASAS

Para tener un conocimiento profundo del tema y poderlo integrar en nuestra práctica cotidiana, volvamos a las clases de química del colegio y recordemos la clasificación de los lípidos (grasas).

Las grasas se clasifican en tres grupos:

A. ÁCIDOS GRASOS

Los ácidos grasos son cadenas formadas por hidrógeno y carbono. Dichas cadenas presentan en un extremo un grupo carboxilo que es hidrosoluble y en el otro extremo un grupo metilo que es soluble en compuestos apolares. Los ácidos grasos pueden ser insaturados si tienen dobles enlaces en uno o varios puntos, o saturados si no se encuentran dobles enlaces en su fórmula química. Son más solubles a temperatura ambiente cuanto mayor sea el número de dobles enlaces.

Los ácidos grasos se pueden clasificar según la cantidad de carbonos en de cadena larga (más de 14 carbonos), de cadena media (8 a 12 carbonos) y de cadena corta (máximo 6 carbonos).

Existen otras formas de clasificar los ácidos grasos (lo ampliamos más adelante):

- Saturados e insaturados
- Cis o trans

B. GRASAS SAPONIFICABLES

Poseen enlaces éster (-COOR-) que producen jabones por hidrólisis alcalina (por ejemplo, NaOH). Contienen ácidos grasos en su composición molecular. Comprenden los acilglicéridos (o grasas), las ceras y los lípidos complejos (fosfolípidos y glucolípidos).

C. GRASAS INSAPONIFICABLES

No tienen enlaces éster. En su composición no poseen ácidos grasos. Comprenden los siguientes grupos: terpenos, esteroides y prostaglandinas.

Los lípidos —las grasas, vaya— representan a un grupo extremadamente heterogéneo de moléculas orgánicas cuya principal característica es su insolubilidad en compuestos polares como el agua. ¿Has escuchado la frase «Como el agua y el aceite»? Pues eso. Las grasas no se pueden disolver en agua, tampoco dentro de nuestra sangre ni en ninguna parte del cuerpo. Las grasas son, también, un grupo de compuestos ampliamente estigmatizados, sea por su papel en la acumulación de peso corporal como en el desarrollo de dislipidemias. Es decir, lo que se viene llamando la «colesterolmanía». No obstante, ni todos los lípidos participan en la acumulación de grasa ni todos los lípidos están asociados con el desarrollo de dislipidemias; por el contrario, grasas como las esfingomielinas, los gangliósidos, la fosfatidilserina, la fosfatidilcolina y otras participan en labores claves y esenciales para el funcionamiento del cuerpo humano en órganos y sistemas vitales como el cerebro, el sistema inmunológico o el tracto digestivo.

ESTRUCTURA DE LA MEMBRANA CELULAR

La membrana celular se compone de grasa y proteína, y en menor medida de glúcidos. La proporción varía entre diferentes tipos de células, siendo diferente en un glóbulo rojo, en un hepatocito o en una célula de músculo, por ejemplo.

Las grasas de la membrana de las células son principalmente de tres categorías: fosfolípidos, glucolípidos y esteroles. Estos últimos son derivados del colesterol.

La membrana plasmática no es una estructura estática: sus componentes tienen posibilidad de movimiento, lo que le proporciona una cierta fluidez. Los movimientos que pueden realizar las grasas son:

- De rotación: supone el giro de la molécula grasa en torno a su eje mayor. Es muy frecuente y el responsable, en gran medida, de los otros dos movimientos.
- De difusión lateral: las moléculas grasas pueden difundirse libremente de manera lateral dentro de la membrana de la célula. Es el movimiento más frecuente.
- Flip-flop: es el movimiento de la molécula grasa de una monocapa a la otra gracias a unas enzimas llamadas lipasas. Es el movimiento menos frecuente, por ser muy desfavorable energéticamente.

De la fluidez dependen importantes funciones de la membrana, como el transporte de nutrientes hacia dentro, de los desechos hacia fuera, la adhesión celular o la función inmunitaria (sistema de defensas). Por ello, las membranas poseen mecanismos de adaptación encargados de mantener la fluidez. Todo eso se lo debemos a las grasas. De una buena viscosidad en la pared celular depende que haya flujo hacia fuera de tóxicos intracelulares.

ÁCIDOS GRASOS SATURADOS

Los ácidos grasos saturados no tienen dobles enlaces dobles C = C en la cadena de ácidos grasos y, por tanto, los ácidos grasos saturados tienen el número máximo de átomos de hidrógeno. Con todo, los ácidos grasos insaturados tienen uno o más puntos de insaturación, donde faltan átomos de hidrógeno en la cadena. Las grasas saturadas son sólidas a temperatura ambiente, mientras que los ácidos grasos insaturados son líquidos a temperatura ambiente. La vida útil de los ácidos grasos saturados es mucho mayor que la de los ácidos grasos insaturados. A diferencia de los ácidos grasos insaturados, los ácidos grasos saturados son solubles en vitaminas.

Los ácidos grasos insaturados tienen cadenas de carbono con uno o más enlaces C = C. Estos ácidos grasos se constituyen para formar grasas insaturadas. Las principales fuentes de grasas no saturadas se encuentran sobre todo en las plantas. Hay dos tipos de ácidos grasos en función de su número de enlaces C = C:

A) ácidos grasos monoinsaturados, que contienen solo un doble enlace C = C a lo largo de la cadena de ácidos grasos y se encuentran en la colza, los cacahuetes, las olivas, el aguacate y los anacardos.

B) ácidos grasos poliinsaturados, que contienen dos o más C = C dobles enlaces y se encuentran en pescados, almendras y nueces.

Es sencillo encontrar en libros de texto de ciencias naturales los diferentes tipos de ácidos grasos saturados e insaturados que conocemos, además de su fuente primaria en la nutrición.

Para el tema que nos ocupa en este libro y en el momento actual, es importante que salgamos de la visión reduccionista que nos dice que las grasas saturadas son malas y que las grasas insaturadas son buenas. Veamos esto con un poco de detalle.

FUNCIONES DE LOS ÁCIDOS GRASOS SATURADOS

Todas las células de nuestro organismo contienen colesterol prácticamente en la mitad de su composición.

* Las grasas saturadas son necesarias para el cerebro, los ojos, la formación de hormonas, las sales biliares, además de ayudar a las conexiones entre las neuronas para desarrollar la memoria.
* Trasportan las vitaminas solubles A, D, E y K, y son imprescindibles para el buen funcionamiento del sistema inmunológico.
* Ralentizan el proceso de digestión, produciendo esa sensación de hartazgo durante un largo rato, después de comer.
* Coadyuvantes de la conversión del caroteno en retinol, es decir, la vitamina A, que será usada en los ojos y células epiteliales.
* Protegen el hígado y las paredes del sistema digestivo de sustancias tóxicas y del alcohol.
* Colaboran en la fijación del calcio en los huesos e intervienen en la reparación de tejidos dañados en el organismo.
* Más allá de las características que aportan las grasas saturadas como nutrientes para el correcto funcionamiento del cuerpo humano, su principal función es aportar la energía necesaria para que este trabaje adecuadamente.

Las peores grasas («trans») son insaturadas.

Este concepto debe quedar muy claro porque es uno de los errores que en la sociedad actual se dan por válidos. Se dice que «las grasas saturadas son malas» y eso es solo una verdad a medias. Las grasas trans, o ácidos grasos trans (AGT), son ácidos grasos insaturados que se generan de forma industrial cuando se convierte el aceite líquido en grasa sólida, proceso al que se denomina «hidrogenación».

Qué alimentos contienen grasas trans:

- alimentos congelados, canelones, pizzas, yogur o helado
- productos fritos o empanados, como las croquetas
- aperitivos salados, como las patatas fritas
- galletas
- grasas sólidas, como es el caso de las mantecas
- bollería industrial
- pasteles y tartas
- comida rápida
- sustitutos no lácteos de la crema pastelera

Veamos de dónde viene eso de «trans». Una forma de clasificar los ácidos grasos insaturados tiene que ver con la localización de un par de átomos de hidrógeno en su cadena bioquímica en el punto de insaturación por doble enlace. Si los dos átomos de hidrógeno están al mismo lado de la cadena, la estructura del ácido graso será flexible. Esta es la forma «cis» y es la que facilita la permeabilidad de la membrana. Esta es la forma natural. Recuerda que las grasas en la membrana celular están para facilitar la conducción de nutrientes y de desperdicios a través de ella. Si los dos átomos están en lados opuestos el ácido graso, insaturado, adquiere una forma rígida, no natural. El problema con las grasas «trans» es que se comportan como rígidas (como si fueran saturadas) cuando realmente son insaturadas y no facilitan la conducción a través de la membrana celular en sitios de suma importancia como las neuronas. Tampoco facilitan la flexibilidad propia de las insaturadas para el trasporte transmembrana. Hablando mal y pronto, las grasas trans son un fraude perjudicial para la salud de nuestras células.

DE LA TEORÍA A LA PRÁCTICA. HABLEMOS DE DIETAS

Una vez explicadas estas bases en las que quiero apoyarme para que recuperemos la confianza en la grasa, voy ahora a hablar de dieta. En el entorno de la desintoxicación en particular y de la medicina integrativa o ambiental en general, el primer paso es acudir a la cocina. Tu «centro de salud» y el de tu familia debe ser la cocina. Cuando vamos a la compra no estamos calculando el porcentaje de grasas cis o trans, o el porcentaje de micronutrientes, o a ver qué alimentos nos producen óxido nítrico y cuáles contienen vitaminas liposolubles. Por eso es necesario que aprendamos estrategias, corrientemente llamadas «dietas» que nos faciliten el proceso de alimentación libre de tóxicos, sin tener que llevar una calculadora en la mano o echar veinte horas en el mercado o en el súper. Si quieres, allí donde pongo la palabra «dieta» utiliza la palabra «estrategia» y así ampliamos conceptos.

DIETA PALEO

La dieta paleo defiende que estamos genéticamente adaptados para comer lo que comían nuestros antepasados del Paleolítico: carne, verduras, pescado, frutas, en su forma original no manipulada industrial o artesanalmente y que, por ello, es mejor evitar lácteos, legumbres, cereales y todo aquello que pueda contener una manipulación o aditivo. Es un estilo que define lo que deberíamos comer basándose en la teoría de la evolución. Dice que nuestra especie *Homo sapiens* está adaptada a comer verduras, raíces, frutas, nueces y agua, y por tanto esta dieta rechaza alimentos modernos como el pan, la bollería, la pasta, la leche y los yogures. En la dieta paleo se deben evitar también todo tipo de cereales ricos en carbohidratos como el arroz, el trigo, el maíz y la avena.

Hay estudios que han evaluado los efectos de una dieta paleolítica en la enfermedad cardiovascular y los posibles factores de riesgo. Uno de ellos es el de Jönsson y colaboradores, publicado en la revista *Nutrition and Metabolism* en 2010 y titulado «Una dieta paleolítica es más saciante por caloría que una dieta similar a la mediterránea en individuos con cardiopatía isquémica». En él se realizó un control aleatorio en veintinueve hombres con cardiopatía isquémica e intolerancia a la glucosa o diabetes tipo 2 (media de HbA1C 4,8 % al inicio). Se encontró una mejor tolerancia a la glucosa, independientemente de la pérdida de peso después de doce semanas de dieta paleolítica en comparación con una dieta mediterránea. En el mismo estudio se afirma que la dieta paleolítica fue más baja en carga glucémica que la dieta mediterránea. Comento esto porque en la actualidad se está promoviendo la relevancia clínica del índice glucémico y la carga glucémica, señalando a la grasa como culpable y poniendo el foco en los carbohidratos.

En un estudio no controlado en catorce individuos sanos, Österdahl y colaboradores encontraron que, tras tres semanas con una dieta paleolítica, se redujo significativamente el peso, el índice de masa corporal, la circunferencia de la cintura, la presión arterial sistólica y el inhibidor del activador del plasminógeno-1 (PAI-1), que es uno de los promotores de la formación de coágulos en la sangre. Este artículo está publicado en la revista *European Journal of Nutrition* en 2008 y lleva por título «Efectos de una intervención a corto plazo con una dieta paleolítica en voluntarios sanos».

En la revista *European Journal of Clinical Nutrition* del año 2013 se publica un estudio en nueve individuos sanos con sobrepeso, a los que se suministraron alimentos de intervención tipo paleo. Bajo el título «Las estimaciones dietéticas establecidas de la producción neta de ácido no predicen la excreción neta de ácido medida en pacientes con diabetes tipo 2 con dietas de tipo paleolítico de cazadores-recolectores», Frassetto y colaboradores cuentan cómo diez días de una dieta paleolítica mejoraron la presión arterial diastólica (PAD), la tolerancia a la glucosa, la sensibilidad a la insulina y los perfiles lipídicos.

Además de lo anterior, yo mismo en mi consulta utilizo este modelo como guía para salir de la locura de lo procesado que se ha descrito previamente en este capítulo: alimentación sin aditivos, sin metales, sin plásticos, sin xenobióticos. Como en la época del Paleolítico.

DIETA DE ROTACIÓN

De especial utilidad en pacientes con sensibilidad química múltiple y pacientes con alergias/intolerancias.

Se diseñan cuatro días consecutivos, del día 1 al día 4. Cada uno de esos días tiene sus grupos de alimentos particulares, que no se repiten en los otros días. Por ejemplo, si el día 1 se come aguacate, no se puede comer aguacate ni en el día 2, ni en el 3 ni en el 4. Solo se come aguacate y las verduras de su grupo en los días 1.

Es una estrategia tanto terapéutica como diagnóstica, ya que permite evaluar qué días se producen más síntomas para poder identificar posibles intolerancias. Por otro lado, evita la repetición constante de alimentos, factor que facilita el desarrollo de intolerancias y sensibilidades alimentarias.

EL AYUNO COMO GRAN ALIADO DE LA DETOXIFICACIÓN

¿Qué es el ayuno? El ayuno en sí es un signo de desarrollo espiritual. Esta palabra tiene su origen en el vocablo latino *ieiunium*, y representa el acto y la consecuencia de ayunar. «Ayunar» es renunciar, total o parcialmente, a ingerir bebidas o alimentos durante un determinado periodo de tiempo. Ya de entrada, cuando decides ayunar, estás practicando el desapego, algo que se trabaja en el mundo espiritual. Si quieres comenzar el desapego con algo pequeñito, puedes desapegarte de tu bocadillo, tu desayuno..., renunciar a alguna de esas pequeñas cosas que consideras, en principio, imprescindibles.

Motivos por los que se puede ayunar:

- Indicación médica
- Protesta social o política (como hizo Gandhi)
- Religión:
  - Yom Kipur
  - Ramadán
  - Cuaresma

INDICACIÓN MÉDICA DEL AYUNO

A principios del siglo XX, cuando a alguien le diagnosticaban diabetes, normalmente se hacía por el exceso de azúcar en la sangre. Los médicos, de forma rutinaria, usaban el ayuno para (literalmente) matar de hambre la diabetes de los pacientes. Los médicos, al no existir los laboratorios que conocemos en la actualidad, probaban la orina del paciente. La primera parte del tratamiento consistía en poner al paciente en ayuno hasta que desaparecía el azúcar de la orina. Esta era una forma que, aún hoy día, podría resultar aplicable. El problema es que llegó la insulina y los medicamentos para la diabetes, que lo único que consiguen (y esto habría que matizarlo y hablarlo en un ambiente científico) es perpetuar la diabetes. Hay un libro titulado *Hay una cura para la diabetes* que lleva como subtítulo «Programa holístico de recuperación en 21 días» escrito por el doctor Gabriel Cousens, médico homeópata formado en ayurveda, fundador y director de la fundación Tree of Life. En sus más de 600 páginas habla de cómo curar la diabetes por métodos naturales.

La revista *American Journal of Clinical Nutrition*, especializada en nutrición, publicó en el año 2007 un artículo titulado «Ayuno en días alternos y prevención de enfermedades crónicas: una revisión de ensayos en humanos y animales». En él, los autores hablan de cómo un ayuno intermitente de días alternos (ayunar día sí, día no) contribuye a prevenir enfermedades crónicas en humanos y en animales. Los beneficios del ayuno son sobradamente conocidos para la ciencia médica moderna.

Normalmente, cuando un animal está enfermo deja de comer. Cuando un enfermo no tiene hambre es su propia naturaleza la que está pidiendo un descanso reparador. Es un error forzar a comer a un enfermo que no tiene hambre. El gran patriarca de la medicina, Hipócrates, ya expresaba en sus «aforismos» esta gran verdad: «Cuanto más alimentes a un organismo impuro intoxicado, mayor daño le harás y más tiempo tardará en restablecerse o desintoxicarse».

Los animales, insisto, con su innata sabiduría instintiva, evitan comer cuando están enfermos, y dejan que su naturaleza se libre de las impurezas que los enfermaron. Esto es como si el cuerpo nos dijera: «Espera, tengo aquí un incendio, estoy intentando apagarlo, no me distraigas a los bomberos con la comida y su proceso digestivo». Por eso, interesa escuchar al cuerpo cuando te pide un par de días solo con agua para recuperarse.

TIPOS DE AYUNO

- Ayuno absoluto
- Ayuno solo con líquidos
- Ayuno con determinados alimentos (monodietas)
- Ayuno con preferencias horarias:
  - Ayuno intermitente
  - Ayuno de un día semanal
  - Ayuno de 3, 7 o 21 días

Es muy importante individualizar, porque nadie tiene tu huella digital y nadie tiene tu microbiota intestinal, es única e irrepetible. Tu cuerpo no lo tiene nadie más, no lo ha tenido nunca ni lo tendrá nunca. Esto significa que, cuando vayamos al médico, tenemos que aprender a saber esto: yo soy único e irrepetible, independientemente del estudio de los pacientes que incluye la revista más prestigiosa, porque «yo» no estaba en ese estudio y estoy en todo mi derecho a decir que eso, a mí, no se me puede aplicar.

Con este tipo de afirmaciones suelen aparecer preguntas como: «¿Esto podría ser bueno tomarlo?». Pues depende.

HORMONAS REGULADORAS DEL APETITO

Son dos las hormonas que regulan el apetito:

* La leptina: se sintetiza principalmente en el tejido adiposo del cuerpo. Cuando estás lleno y la comida ha llegado a donde tiene que llegar, la leptina le dice al cerebro: «¡Stop!».
* La grelina: es la hormona del hambre por excelencia y se segrega en el estómago.

La persona con sobrepeso, con síndrome metabólico, desarrolla una resistencia a la insulina y a la leptina; es decir, no se llena fácilmente. Esto es porque la hormona no llega a donde tiene que llegar o, si lo hace, no la reconoce el hipotálamo. Uno de los problemas de hoy día es este, el de los disruptores hormonales. Los plásticos, las comidas procesadas y demás estropean las hormonas.

AYUNO CON FRUTAS FRESCAS, VERDURAS CRUDAS O LÍQUIDOS

¿En qué momento? ¿Para quién? Porque una persona no es la misma cuando tiene veinte años que cuando tiene cuarenta o sesenta... Tu cuerpo de cincuenta poco tiene que ver con el de la foto de bodas.

Las personas que están emprendiendo una transición a alimentos vegetarianos integrales partiendo de una dieta abundante en productos de origen animal deben tener en cuenta que a cierta edad el cuerpo te puede pedir una transición lenta. Si no lo escuchas te puede ocurrir que a las dos semanas estés enfermo, porque a ti, esos productos o la forma como los estás incorporando no te convienen. Si estás más o menos sano, puedes tomar las frutas frescas y verduras crudas, y líquidos tipo té, agua y jugos vegetales si tienes sed.

Las personas con desarrollo excesivo de cándida (un hongo que se alimenta de azúcares) deben evitar la fruta y los zumos de fruta por razones obvias: la fruta contiene mucha fructosa.

El consumo ideal de líquido durante el ayuno está en un mínimo de 6-8 vasos, aunque se puede tomar más si se tiene sed. Siempre que se ayuna hay que hidratarse muy bien. El agua y los zumos deben estar a temperatura ambiente, no fríos. Los zumos se pueden diluir en agua, en una proporción de medio vaso de zumo y medio vaso de agua.

No se recomienda ayunar en épocas de frío, porque al ayunar baja la temperatura del cuerpo. Si eres un ayunador avanzado, te puedes lanzar, pero para los nuevos es mejor tenerlo en cuenta.

AYUNO CON VERDURAS AL VAPOR

Para aquellos acostumbrados a comer demasiado, si se ha consumido en exceso dulces, frutos secos, legumbres, cereales, lácteos o huevos, hay que considerar un ayuno con verduras ligeramente cocidas al vapor.

Comer como máximo tres verduras diferentes a la vez, aunque es preferible comer solo una o dos. Hemos de considerar que la digestión de las verduras es lenta. Las vacas tienen varios estómagos y solo se alimentan de hierba. Mucha gente no hace el cambio a la dieta de verduras porque ignora cómo se come una verdura: tienes que masticar y masticar y masticar… y dejar que la saliva convierta esa verdura en líquido, y es entonces cuando ese líquido se puede tragar, de modo que cuando llegue al estómago no necesite un exceso de jugos gástricos, y que cuando pase por el intestino sea fácil de digerir. Si te comes un plato de brócoli en tres bocados, puedes pensar que las verduras te sientan mal y si, encima, has comido pan con las verduras y has comido arroz con leche de postre, ya ni te cuento… Así, le podemos echar la culpa al brócoli, y nunca se lo echaremos al arroz con leche. Es la forma de pensar que tenemos los que alguna vez hemos dependido del azúcar.

Resumiendo: no es bueno mezclar muchas verduras a la vez, y siempre hay que hidratarse bien.

AYUNO CON GRANO INTEGRAL

Dicen los entendidos que tenemos cuatro cerebros, uno de los cuales está en el vientre, concretamente en el intestino, con su equivalente energético en el plexo solar. Por eso, cuando tenemos un susto la tripa se encoge. Los otros tres son: el cerebro de la cabeza, el del corazón y el de la microbiota. La alimentación tiene efectos demostrados sobre el comportamiento, sobre la actitud, sobre la evolución (esto es científico, se puede buscar información).

La persona que desea mejorar su enfoque mental, cuya constitución varíe de medianamente equilibrada a levemente deficiente y delgada o friolenta, por lo general se beneficiará de un ayuno de al menos tres días a base de grano integral.

**Hay que masticar cada bocado entre
treinta y cincuenta veces.**

El arroz y otros granos integrales pueden utilizarse. El mijo se recomienda por su naturaleza alcalina y desintoxicante.

Bebe agua o una bebida hecha de grano entre las comidas si tienes sed.

El acto de comer se hace en modo parasimpático. El sistema nervioso autónomo es el que gobierna los órganos internos; el parasimpático es el que te lleva al sueño, el tranquilizador, y el simpático es el que te espabila. Si vas a perder el autobús y sales corriendo, el simpático es el que se pone en marcha. La digestión se hace durante el parasimpático:

para comer hay que sentarse, agradecer, entrar si quieres en estado meditativo y luego comenzar a comer. Solo así puedes masticar cada bocado treinta veces; si comes en el trabajo o en el autobús, o viendo la tele con la última noticia terrorífica que te quieren contar para activar tu miedo, esto de masticar bien no lo vas a conseguir. Se conoce que el acto de masticar facilita la circulación hacia la cabeza; esto no es solo un tema digestivo sino, también, un tema de mejorar la circulación cerebral debido a la masticación, y que mejora también el drenaje linfático.

AYUNO CON MICROALGAS

Para personas con desequilibrios de azúcar en la sangre, con antojos de azúcar y para quienes les resulta difícil ayunar. Al diabético, el que ya toma pastillas para la diabetes, lo vamos a excluir de este ayuno porque es algo que hay que mirar con mucho cuidado, porque si no come, le baja el azúcar y puede sufrir una hipoglucemia severa durante el ayuno: individualizar es la clave. Sin embargo, para los que tenemos antojos de azúcar o nos resulta difícil ayunar, las microalgas son muy recomendables.

Las microalgas (espirulina y chlorella) se combinan a menudo con un zumo de verduras o frutas, té de hierbas u otros líquidos.

Es también ideal para gente que se mantiene muy ocupada mientras ayuna. Raramente se experimenta hambre u otra dificultad.

AYUNO ABSOLUTO

Es mejor para personas que tienen excesos de humedad anormal con retención de agua, desarrollo excesivo de cándida, sobrepeso, abundancia de moco o lentitud.

El ayuno absoluto no es apropiado para la persona delgada o con condición de sobrecalentamiento.

Sin una preparación y una atenta supervisión no es seguro para la mayoría de la gente extender este ayuno más allá de un día y medio. En nuestra sociedad, ahora mismo, yo creo que no es bueno hacer un ayuno más allá de eso, excepto si se trata de algo de carácter espiritual.

AYUNO INTERMITENTE

El ayuno intermitente es la puerta de entrada para aquellos que no han ayunado nunca. Hay que tener en cuenta que, si no hemos ayunado nunca, el cuerpo está lleno de toxinas, los filtros no están limpios, porque nunca te has preocupado de limpiarlos: hígado, riñón, intestino, pulmones y piel. Estos son los cinco filtros por los que tu cuerpo se detoxifica de aquello que entra por la boca. Si estos filtros no los has limpiado en ninguna ocasión, es muy posible que estén atascados y que tengas toxinas, que se suelen guardar en el tejido graso.

Cuando empiezas a bajar de peso, eliminas grasas y comienzas a liberar esas toxinas. Si estás lleno de toxinas y pesas 95 o 100 kg, y mides, por ejemplo, 1,70 m, lo que te va a producir el ayuno es una enfermedad: puedes sufrir un ataque de gota. Es una crisis de depuración, pero puedes tener una enfermedad si lo haces muy de golpe.

Para el ayuno intermitente como primera fase, se recomienda que, por lo menos antes, hayas cambiado la dieta. Si quieres hacer un ayuno, prepárate tres meses antes llevando una dieta saludable. No lo hagas bruscamente: hasta ayer tú eras de los de cañas, una tostadita por la mañana, leche, chocolate... y, de repente, ¿mañana vas a ayunar? No. Lo primero que debes hacer es ir eliminando todo eso: sustituye el chuletón por verduras, elimina las cervecitas..., comienza con el cambio y, a los tres meses, te podrás animar con esto del ayuno intermitente.

El ayuno intermitente es elegir una ventana de ocho horas al día, por ejemplo, desde las doce del mediodía hasta las ocho de la tarde, donde podrás comer todo lo que tienes que comer ese día; solo dentro de un periodo de ocho horas; a partir de ahí, solo podrás ingerir líquido.

El verano de hace unos cinco años hicimos la experiencia en Alozaina (un pueblo de la provincia de Málaga) con un grupo de personas que se apuntaron a practicar el ayuno intermitente durante una semana. Como era de esperar, la persona más adicta al azúcar, al tercer día, estaba con un dolor de cabeza impresionante, y terminó en la cama con un malestar tremendo. Y el dolor de cabeza se le quitó, ¿con qué? Pues sí, con una chocolatina. Los demás, que ya venían más o menos preparados, al segundo o tercer día vieron que no tenían hambre y que se encontraban con muchísima más energía de lo habitual, algo sorprendente. Estaban dando un paseo por Alozaina, eran las diez de la mañana y no habían comido nada desde las ocho de la tarde del día anterior; lo normal es que tuvieran un hambre atroz o estuvieran flojos por no haber desayunado, pues resulta que no, estaban encantados caminando y querían seguir.

Esta reacción se produce porque le das la oportunidad al cuerpo de que dedique su energía a otras cosas y no esté todo el día metido en la digestión: la tostada con café por la mañana; el aperitivo con la cerveza a media mañana; la comida a las dos; la merienda a las cinco y, luego, la cena española, que se hace casi cuando es medianoche. Ahí, lo que haces es ocupar el cuerpo constantemente en digestiones.

Otra forma de practicar ayuno intermitente, para quien lo prefiera, es hacer dos días de ayuno a la semana, en los que no te comes más de 500 cal (si eres chica) y 600 cal (si eres chico): dos días de hambre a la semana. Tiene el mismo efecto que el ayuno de ocho horas por día, y puede resultar mejor para entrar en el ayuno.

BENEFICIOS DEL AYUNO INTERMITENTE

Se puede pensar que a los médicos integrativos nos gusta que la gente pase hambre, pero no es así.

Veamos las ventajas de este ayuno:

* Reduce la inflamación, que es la primera fase del envejecimiento y la enfermedad. La inflamación normalmente es un proceso curativo, un proceso reparador de algo. Pero si esa inflamación se hace crónica, ya no es reparadora, sino que se convierte en un problema.

La inflamación crónica va aumentando la oxidación del cuerpo y estropea un órgano (porque hay fibrosis de células). Si, por ejemplo, se estropea el páncreas, te vuelves diabético, si se estropea un ojo, pierdes visión...

- Disminuye el cansancio y aumenta la sensación de vitalidad.
- Disminuye el riesgo de enfermedades crónicas.
- Mejora la función cognitiva.
- Disminuye el riesgo cardiovascular.

Además, dejar al organismo con un periodo largo sin aporte calórico ha demostrado que produce un descenso de los factores de riesgo y de los biomarcadores asociados al envejecimiento, de la incidencia de diabetes, enfermedad cardiovascular y de cáncer, sin efectos secundarios importantes.

Durante el ayuno, los ácidos grasos y cuerpos cetónicos se convierten en la principal fuente de energía al no haber disponibilidad de glucosa. Esto produce una disminución de la masa corporal y un balance metabólico saludable.

El ayuno intermitente inhibe el desarrollo de la placa de aterosclerosis, reduciendo la concentración de marcadores inflamatorios, como la IL-6, la homocisteína y la PCR. También, por diversos mecanismos, impide la proliferación de la placa. El ayuno intermitente es capaz de prevenir la hipertensión arterial elevando los niveles de BDNF (*brain-derived neurotrophic factor*), con lo que, al aumentar el sistema parasimpático, produce un descenso de la presión arterial sistólica y diastólica y una disminución de la frecuencia cardiaca. Es también beneficioso en obesos y diabéticos. La reducción total de alimentos lleva a un descenso de peso. Se produce una mejoría del metabolismo de la glucosa y una mejora de la sensibilidad a la insulina, aumentando las células B pancreáticas de los islotes de Langerhans. El ayuno intermitente también limita la hipertrofia cardiaca.

TEMPORADA IDEAL PARA EL AYUNO

La primavera, porque en invierno, cuando los días son más fríos, no se recomienda.

Compartir la experiencia lo hace más agradable que si lo haces en solitario.

Es bueno automotivarse y estar bien preparado para saber bien lo que va a pasar.

EL COMER EMOCIONAL

Comemos para aliviar algún sentimiento que nos causa malestar. No es solo un asunto de hormonas. Aquí desempeña un papel fundamental la medicina integrativa. Este cuerpo lo manejas tú desde un plano y estás viviendo unas experiencias determinadas. Generalmente, el hambre no es una necesidad fisiológica, muchas veces se trata de una necesidad de otro tipo que tú estás compensando. No se trata de un hambre real. Tampoco tienen que ser siempre emociones negativas: cuando celebramos algo, lo hacemos con comidas.

TIPOS DE EMOCIONES QUE NOS LLEVAN A COMER

- **Estrés**

  La epidemia del siglo XXI declarada por la OMS antes de 2020. La epidemia de tipo no infeccioso que vivimos es el estrés. Este te lleva a comer para liberar tensiones, pero comes sin disfrutar, por lo que es un tipo anormal de alimentación.

- **Miedo**

  La comida como refugio. Es el caso del enfermo que han ingresado en la UCI en el hospital y el familiar tiene que irse directamente a la cafetería a por un bollo con café con leche y azúcar. Esos alimentos serían el refugio de su miedo.

- **La culpa**

Aquella persona que es obesa, que se culpa con la comida por no haber trabajado bien ese tema, el de la culpa, y come más y más para poder seguir sintiéndose culpable.

- **La tristeza**

Porque buscamos liberación de endorfinas. Es el caso del trocito de chocolate que pudiera ayudarte si estás triste por algún motivo.

- **Vacío**

Necesidad de afecto, llenar carencias y aportar dulzura. Los que hablan de biodescodificación saben que la diabetes tiene varias vertientes: puede ser falta de perdón a uno mismo, o puede ser el intento del cuerpo por endulzar una vida muy amarga, tuya o de algún familiar cercano. Y eso te lleva a la necesidad de comer dulces.

UNAS PALABRAS RESPECTO A «EVITE USTED LA SAL»

La sal (sodio) es esencial para nuestra salud: para controlar la cantidad total de agua en el cuerpo, para mantener el equilibrio correcto de ciertos líquidos y también es fundamental para la función nerviosa y muscular, ya que puede prevenir la debilidad muscular o los calambres severos.

El sodio es uno de los principales electrolitos. Los electrolitos (sodio, potasio, magnesio, calcio, fosfato y bicarbonato) facilitan la contracción muscular y la transmisión de las células nerviosas. Un cuerpo humano adulto contiene alrededor de 250 g de sodio. Cualquier exceso se excreta naturalmente, y a medida que aumenta el nivel de sodio, el deseo de la naturaleza del cuerpo por él disminuye. Pero el cuerpo tiene dificultades para conservar el sodio cuando la ingesta es baja.

El sodio también trabaja junto con el potasio para mantener el equilibrio normal de agua en el cuerpo. La ingesta diaria recomendada de sodio es de 2.300 mg para adultos de hasta cincuenta años. Con ciertas condiciones de salud como la hipertensión, la diabetes tipo 2 o la enfermedad renal crónica, normalmente se sugiere reducir a alrededor de 1.500 mg.

Durante muchos años, alentar a las personas a reducir su consumo de sal puede tener un efecto tan dañino en nuestra salud como tomar demasiada. Investigaciones recientes sugieren que consumir muy poca sal puede incrementar el riesgo de enfermedad cardiaca. Una dieta baja en sodio prolongada puede llevar a que el cuerpo no pueda funcionar correctamente.

Los signos y síntomas de bajo contenido de sodio en la sangre incluyen debilidad, baja energía, dolor de cabeza, vómitos, calambres musculares, edema y confusión. Muchos factores pueden causar deficiencia de sodio, como la ingesta de café, el exceso de sudoración, los diuréticos y algunos medicamentos.

En contraste, un exceso de sodio se denomina «hipernatremia» y lo más probable es que se deba a tener muy poca agua en el cuerpo. Esta deshidratación puede provocar debilidad y letargo, y, en casos graves, incluso convulsiones o coma.

Es importantísimo saber qué tipo de sodio consumimos. No debemos obtenerlo de alimentos altamente procesados, como alimentos envasados o comida rápida y productos horneados. Las fuentes de sodio de buena calidad incluyen sal real, sal marina celta y sal rosa del Himalaya, que también está cargada de minerales.

También es importante recordar consumir alimentos ricos en potasio, como verduras y frutas frescas, por ejemplo, espinacas, col rizada, plátano, kiwi, aguacate, batatas y agua de coco para ayudar a mantener el equilibrio natural en el cuerpo.

El cloro también es esencial para la buena salud y es un elemento fundamental en el proceso de digestión. Suministra la esencia del ácido clorhídrico en los jugos gástricos utilizados en el estómago para ayudarnos a descomponer y digerir los alimentos que comemos, y para contro- lar el nivel de bacterias presentes en el estómago. También mejora la capacidad de la sangre para transportar los tejidos respiratorios de dió- xido de carbono a los pulmones. Preserva el equilibrio ácido-base en el cuerpo y ayuda a la absorción de potasio.

DESINTOXÍCATE

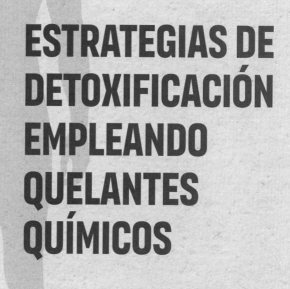

ESTRATEGIAS DE DETOXIFICACIÓN EMPLEANDO QUELANTES QUÍMICOS

9

En este capítulo voy a intentar hacer un compendio de todo lo que se sabe hasta ahora de tratamiento: terapia de quelación y otras técnicas que no se llaman propiamente quelación. Y con un enfoque práctico de lo que realmente disponemos, sobre todo en España y también en casi todos los países, salvo Alemania y otros sitios donde la legislación parece más permisiva. Aquí, en España, desde luego hay cosas que cuestan mucho de conseguir.

Te voy a dar una idea. Como señal de aprecio a tu médico de familia, a tu internista o cardióloga, puedes recomendarle que se compre el libro y que se detenga con ánimo académico en este capítulo, el 9. Es tan sencillo de aprender, es tan fácil de aplicar en los hospitales que sorprende que no se haga. Con esta terapia de quelación se eliminarían los metales que promueven muchos tipos de cáncer, que desencadenan la arteriosclerosis, que limitan el crecimiento de los telómeros, que ponen palos en las ruedas de la salud de nuestra humanidad.

A ti, que no eres sanitario, te pido una vez más un esfuerzo para entender lo que aquí se explica. Es un conocimiento sencillo y fácil de aprender, comprensible para todo aquel que haya asistido a una formación educativa básica. Imagina que puedes ser tú quien le hable a tu médico con toda propiedad de los conceptos de la quelación de metales, que lo dejes boquiabierto y seas el promotor o promotora fundamental para que en tu ciudad se abran servicios de quelación y detoxificación de metales.

La palabra «quelación» viene del griego *chele*, que significa «garra». Y, estrictamente hablando, una terapia de quelación es aquella en la que la molécula del quelante engulle o atrapa a modo de pinza una partícula de metal y, a través de la circulación, se lo lleva a los riñones, que la eliminará en forma de orina.

Ya hemos visto los metales en detalle, los que son tóxicos y los potencialmente tóxicos. También hemos visto cómo está el tema del diagnóstico y las herramientas para diagnosticar toxicidad crónica por metales pesados. Si alguien me preguntara, a bote pronto, una síntesis de agentes quelantes químicos sintéticos, esta sería mi respuesta:

Compuestos Tiol (grupo sulfhidrilo):

- DMPS
- DMSA

Ácidos poliamino policarboxílicos:

- EDTA
- DTPA
- deferoxamina
- azul de Prusia
- D-Penicilamina

Estas sustancias se conocen hace muchísimo tiempo. Yo me suelo enfocar en el EDTA porque en los pocos sitios donde hacemos terapia de quelación, lo que más se usa, en lo que más experiencia se tiene desde el punto de vista de los quelantes sintéticos para la terapia de quelación intravenosa, es el ácido etilendiaminotetraacético (EDTA).

Los otros se usan en los servicios de urgencias, donde, supuestamente, los sanitarios deberían reconocer una intoxicación por metales pesados, especialmente en aquellas zonas geográficas donde existen minas, y poder atender a pacientes intoxicados por mercurio o por algún metal pesado. Pero, en general, y desafortunadamente, este tema es poco conocido en la medicina actual.

EDTA (ÁCIDO ETILENDIAMINOTETRAACÉTICO)

En el EDTA un ion metálico, dos átomos de oxígeno y dos átomos de nitrógeno forman un cuadrado y la molécula se lleva la nanopartícula de metal.

CARACTERÍSTICAS QUÍMICAS

El EDTA disódico es un polvo cristalino, hidrosoluble, ligeramente soluble en alcohol y ligeramente ácido. Es altamente electronegativo y enlaza cationes fuertemente. Puede intercambiar magnesio por calcio o por plomo.

Con respecto a esto, es bueno saber ciertas nociones que pueden resolver dudas a medida que te vas metiendo en esto de los metales pesados, terapias de quelación, qué pasa con el calcio, con el magnesio, con el zinc...: primero, que las moléculas quelantes, de manera habitual y en condiciones normales, se mantienen siempre en el espacio celular. Segundo, que el hierro puede ser quelado cuando está fuera del glóbulo rojo, pero si está dentro, no hay manera de moverlo.

CONSTANTE DE ESTABILIDAD

Centrémonos ahora en el EDTA, que tiene mucho que ver con mi interés particular. Yo, como cardiólogo dedicado a la medicina cardiovascular, veo en la terapia de quelación con EDTA una herramienta muy importante; la llaman el «hijo bastardo de la cardiología». Podéis buscar por ahí alguna de mis charlas donde hablo de la terapia de quelación. La historia del ácido etilendiaminotetraacético (EDTA) se remonta a 1935, cuando se usaba para el tratamiento de las pieles y descontaminar colores de metales pesados. Algunos médicos se fueron interesando y comenzaron a utilizarlo, primero en pacientes intoxicados por plomo y, más tarde, en pacientes con arterioesclerosis (entendiendo la arterioesclerosis en aquella época no como colesterol que tapa arterias, sino como algo más relacionado con calcio, con cristales, con la cristalización de cosas que hacían que se endurecieran las arterias. En los últimos treinta años, el concepto de arterioesclerosis ha cambiado, ahora se considera «grasa tapando arterias»).

AFINIDAD

La constante de estabilidad es una expresión matemática que relaciona las concentraciones de los reactantes y los productos de la reacción. Es una medida de afinidad de un determinado agente por un metal particular. En este sentido, cabe destacar otra constante, la de afinidad. Existen muchos estudios *in vitro* que nos llevan a sacar las siguientes conclusiones: los quelantes tienen cierta afinidad por el mineral, aunque no todos son iguales, y por eso existe algo de controversia acerca de si el EDTA es bueno para todos los metales o no.

La terapia de quelación no solo depende de la constante de afinidad del quelante, sino de cuántos metales habría por ahí, en el organismo que quieres tratar. Por ejemplo, aunque el calcio tiene baja afinidad por el EDTA, mucha cantidad de calcio es quelada por él, debido a su alta concentración en el plasma. Digamos que son dos factores los que hay que tener en cuenta:

1. ¿Qué afinidad tiene el quelante por lo que quieres quelar?
2. ¿Cuánta «basura» te vas encontrando por ahí de manera que, al final, acaba siendo arrastrada por el quelante?

En términos de afinidad, el EDTA es un buen quelante de aluminio, cobalto, cobre, hierro, manganeso, níquel, plomo (especialmente óseo), cadmio, zinc y calcio, pero no de mercurio. Si tenemos problemas de mercurio, o sospechamos tener problemas de mercurio, la elección no sería el EDTA.

EFECTOS FARMACOLÓGICOS DEL EDTA

Lo primero que elimina es el calcio. Y esto, en un entorno sano y bien entendido, es buenísimo para la salud del hueso. En un entorno de poca formación, puede explicar las complicaciones de una infusión de EDTA, que si se da con más velocidad puede producir tetania hipocalcémica (esto se veía en los años cincuenta y sesenta del siglo pasado). Las complicaciones que muchos detractores le achacaron al EDTA se debieron a una mala praxis a la hora de la infusión y no porque el EDTA no fuera bueno.

En teoría, 3 g de EDTA intravenoso eliminan 324 de calcio. El complejo EDTA + calcio es excretado en la orina.

Este mecanismo sobre el calcio hace que cuando las sesiones se repiten semanalmente, al cabo de unas semanas se desencadene un estímulo de la producción de hormona paratiroidea, que elimina calcio de los tejidos blandos y estimula la actividad de los osteoclastos durante los siguientes veintiún días. Lo que, a su vez, estimulará la actividad osteoblástica, mejorando el metabolismo óseo, la captación de calcio y, en definitiva, la densidad ósea, con su correspondiente acción vasodilatadora coronaria.

¿Qué hay mejor para alguien que padece una enfermedad ateromatosa, periférica, con una válvula aórtica calcificada, las carótidas calcificadas, que darle esta sustancia que elimina calcio de esos tejidos blandos, de los tendones y de otras partes?

El EDTA estimula la actividad de los osteoclastos, lo que supone una mejoría en el metabolismo óseo. Diversos estudios demuestran que la terapia de quelación mejora la calidad del hueso, porque mejora el metabolismo óseo, recicla y, de paso, saca el plomo que está ahí metido en los huesos; en definitiva, mejora la densidad ósea. Esto puede competir perfectamente con los enfoques de la osteoporosis que hay ahora.

Cuando quieres promover terapia de quelación con EDTA, hay quien cambia las indicaciones clínicas, la cantidad de sesiones necesarias, los protocolos que se van a usar; con todo, hay quien la usa, como el doctor Claus Hancke, que se hacía dos o tres sesiones de quelación con EDTA al año, y es uno de los grandes expertos que ha enarbolado la antorcha de EDTA desde entonces hasta ahora.

FORMAS DE ADMINISTRAR EL EDTA

Existen dos formas de administrarlo: Ca_2 EDTA (dicálcico) vs. Mg_2 EDTA (magnésico).

En cuanto a metales pesados, ambos enlazan los mismos metales; así, como quelantes, da lo mismo el que uses. Sin embargo, si hablamos de la arterioesclerosis, es mejor no dar el que tiene calcio, porque este no va a eliminar calcio; el magnésico, sí.

El EDTA disódico mezclado con el magnesio ($MgNa_2$ EDTA) es mejor para la arterioesclerosis por sus propiedades para eliminar el calcio de las arterias.

Cuidado con este dato: el EDTA elimina metales tóxicos y metales esenciales: el zinc, el selenio, el magnesio, el cobre, el hierro extra-eritrocítico puede ser eliminado por el EDTA. Por eso es fundamental una suplementación adecuada.

Aunque no existen protocolos estrictos para la terapia de quelación acerca de cuánto tiempo o durante cuánto tiempo y desde cuánto tiempo antes, sí que es bueno que sepamos que, cuando vayamos a administrar la inyección intravenosa de EDTA, se van a eliminar muchas sustancias que es bueno suplementar. Yo, personalmente, lo que hago es prescribir al paciente un suplemento alto de minerales y un multivitamínico de buena calidad todas las semanas que vaya a estar con el tratamiento, como me recomendó el propio doctor Hancke. Que no falte absolutamente nada, para no tener problemas de desmineralización.

EFECTOS INDIRECTOS DEL EDTA

- Disminuye la producción de radicales, lo que controla la oxidación.
- Disminuye la posibilidad de trombos y coágulos mediante control de las plaquetas.
- Inhibe la formación de anticuerpos.
- Reduce los metales oxidados a estados más fáciles de eliminar.

El calcio endurece las arterias, sube la tensión, contrae las arteriolas y promueve la agregación plaquetaria. Ya tenemos muy claro que el magnesio es el antagonista natural del calcio. Nuestra medicina farmacológica se basa en anticálcicos o antagonistas del calcio para tratar arritmias, la hipertensión y demás enfermedades o desarreglos cardio-vasculares. Desde la vía de lo funcional tenemos estas dos herramientas más: el magnesio como antagonista natural del calcio y la terapia de quelación con EDTA que, al eliminar calcio, nos ayuda a organizar un poco los posibles desequilibrios por excesos de este.

ABSORCIÓN Y METABOLISMO DEL EDTA

En condiciones normales, no debería haber ni metabolismo ni reabsor-ción significativa en los túbulos renales. Pasa rápidamente a la orina, intacto, llevando su molécula de ion metálico.

En pacientes con función renal normal, la vida media del EDTA intra-venoso es de cuarenta y cinco minutos, por lo que, en veinticuatro horas, más del 90 % del EDTA ha sido excretado.

No obstante, cuando hablamos del EDTA administrado por boca, el grado de absorción es bajo. Solo se absorbe el 5 %, y esto puede variar en función del contenido del tracto digestivo.

Al doctor Hancke no le gusta que se administre el EDTA como que-lante por vía oral. Sin embargo, otros especialistas sí lo recomiendan como quelante a nivel intestinal. ¿Qué consecuencias puede producir?: inhibir la función intestinal de metales esenciales. De la misma manera que hemos visto que el EDTA puede arrastrar de la circulación periférica calcio, zinc, selenio, magnesio…, y todos estos cationes a nivel intestinal, también puede inhibir la absorción de metales esenciales. Por eso, a la hora de elegir una vía oral, creo que tenemos otras alternativas y dejar el EDTA de forma exclusiva para el uso intravenoso, que se sabe que el 100 % va a pasar a circular y que en veinticuatro horas, más del 90 % del EDTA debe estar fuera.

Otra cosa que me preocupa es que el EDTA puede llevar metales tó-xicos a la circulación. Si tenemos un intestino permeable y damos EDTA por vía oral, en el intestino el EDTA coge moléculas de ion y luego pasa a la circulación, por lo que podemos estar produciendo un efecto de rein-toxicación indeseable.

A través de la piel el EDTA no se absorbe, a diferencia del DMSA tópico, que sí se usa y lo fabrican las farmacias especializadas en fórmulas magistrales.

Independientemente de la vía de administración, el EDTA alcanza el líquido cefalorraquídeo en bajas cantidades. No existe ninguna indicación para su administración intravenosa. Y respecto a su uso por vía rectal —ya que también se formula en supositorios—, cabe comentar que la absorción es impredecible y lo mismo estamos trasladando toxinas de unos compartimentos a otros de forma inadvertida.

Una vez en el flujo sanguíneo, independientemente de la ruta de administración, el EDTA pasa a través de los tejidos en los fluidos extracelulares. Nunca penetra con los compartimentos celulares. No es un quelante intracelular. Esto creó controversia en los estudios que han intentado quelar el gadolinio con EDTA, que es el que más se conoce, el que más se usa y sobre el que más confianza hay. Se han hecho estudios de quelación de gadolinio con EDTA, pero como hemos comentado, el gadolinio es intracelular; ahí necesitamos afinar un poco más y buscar otras guías, que las hay.

EDTA: TOXICIDAD Y REACCIONES

El EDTA puede tener toxicidad y generar reacciones secundarias, reacciones no deseadas.

La buena noticia sería que la dosis terapéutica que usamos de EDTA se encuentra muy lejos del nivel tóxico. Para valorar la toxicidad de un elemento farmacológico se usa el concepto de LD50 (dosis de un producto requerida para matar a la mitad de los miembros de una población estudiada en ratas).

Te presento la LD50 de fármacos de uso frecuente para que la compares con la dosis tóxica del EDTA, que sería EDTA 1900 mg/kg (dosis terapéutica 50 mg/kg). Nuestro EDTA tiene un margen bastante amplio de seguridad.

- Aspirina: 420 mg/kg
- Digoxina: 3,7 mg/kg

- Tetraciclina: 320 mg/kg
- Ethyl alcohol (etanol): 1225 mg/kg

TOXICIDAD EN LOS RIÑONES

¿Qué puede suceder cuando tenemos un riñón sensible? Que se produzca nefrotoxicidad por los compuestos formados entre las moléculas del EDTA y el metal que transportan.

La mayoría de los casos descritos ocurrieron cuando se usaba EDTA para intoxicación por plomo y sus márgenes de seguridad no estaban establecidos. Hay que saber diferenciar qué parte del daño es debido al EDTA y qué parte es debida al plomo (cuerpos de inclusión intranucleares patognomónicos); ya vimos que el plomo produce en los riñones estos cuerpos.

Siempre, antes de comenzar una terapia de quelación, hay que pedir una analítica para ver cómo funcionan los riñones. Los niveles de creatinina son las que determinan si hay o no un trastorno. Si la creatinina no es normal, habría que definir si el problema es ligero, moderado o severo. Según eso, habrá que contraindicar la terapia de quelación o ajustar la dosis, ya que existe una fórmula para ello.

¿Cuáles serían entonces los márgenes de seguridad?

- No aplicar más de 3 g de EDTA en 24 horas.
- Infusión de 3 g de EDTA en no menos de 3 horas.
  (Si 3 g los infundes en menos de 3 horas, hay riesgo de nefrotoxicidad, riesgo de hipocalcemia, riesgo de hipoglucemia).
- Infusión de 1,5 g de EDTA en no menos de 90 minutos.
- En ningún caso superar la tasa de 16 mg/min de EDTA.
- El ajuste de la dosis de acuerdo con la depuración de la creatinina.
- Dejar periodos de al menos 24 horas entre las sesiones y no hacer más de dos o tres tratamientos por semana; no tendría sentido correr el riesgo de una desmineralización.

A mí lo que me gusta en pacientes diagnosticados con alguna enfermedad, porque tienen un stent coronario, porque tienen enfermedad periférica..., es recomendar diez-quince-veinte sesiones, una por semana. Claro que no todos los pacientes responden de la misma manera y siempre habría que hacer una valoración de la creatinina antes de iniciar una nueva sesión. El signo de alarma es una elevación de este producto y hay que parar el tratamiento y esto, por lo general, es transitorio: se recupera en 2 o 3 semanas.

DURANTE LA INFUSIÓN

¿Qué hay que vigilar?

1. LA HIPOCALCEMIA
Calambres y dolor muscular, entumecimiento perioral, irritabilidad neuromuscular (bostezos, inquietud...). No pasa nunca si se administra por debajo del límite de seguridad (16 mg/min - 1g de EDTA por hora).

2. LA HIPOGLUCEMIA
Los más susceptibles son los diabéticos. No hacer infusiones en ayunas. Comer frutas durante la sesión. El sitio donde se haga la terapia de quelación debe disponer de frutas, agua para que estén hidratados y con buenos niveles de azúcar.

También hay que usar suero glucosado como solución transportadora del EDTA. Y es importante controlar a los pacientes que utilizan algún tipo de insulina con zinc, porque al quelar el zinc con EDTA, la insulina actuará más rápidamente y existe riesgo de hipoglucemia; por eso, hay que valorar el historial médico de cada paciente y todo aquello que el médico pudiera saber.

3. LA HIPOTENSIÓN
Se puede presentar por el magnesio. Cuando hacemos infusión de EDTA con magnesio (mg-EDTA), sabemos que este es vasodilatador y puede hacer que la tensión baje.

Puede ser por un efecto vagal y esto supone vigilar muy bien la vía. Existe controversia en cuanto a la administración de bicarbonato junto al EDTA. Mi forma favorita es el EDTA con bicarbonato y magnesio; otros añaden vitamina C. Al preparar los sueros hay que vigilar la osmolaridad para no tener problemas. Cuando el EDTA no se administra con bicarbonato y se extravasa, resulta tremendamente doloroso.

Principio de precaución: la velocidad de infusión, la dosis adecuada, vigilar al paciente durante la infusión. Así, las complicaciones son raras.

CONCLUSIONES

Te transmito las conclusiones de mi profesor en esta materia, en cuya experiencia me apoyo. La claridad numérica de dichas conclusiones merece ser considerada por la sociedad científica sin más dilación. Uno de los parámetros más empleados para la medición de la calidad de un proceso médico o quirúrgico es la llamada «mortalidad hospitalaria». Este es un parámetro de relativa difícil definición, si bien en cirugía cardiovascular y torácica existe un acuerdo generalizado por el que se considera como fallecimiento hospitalario todo aquel que ocurre durante un acto quirúrgico, en los primeros treinta días postoperatorios si el paciente fue dado de alta. En el número de octubre a diciembre de 2014 de la revista *Cirugía Cardiovascular* de Elsevier, se comentan los resultados del estudio RECALCAR, un registro de recursos y calidad en cardiología liderado por la Sociedad Española de Cardiología. Este análisis demostró que la mortalidad de la cirugía de baipás con cirugía extracorpórea es del 3,6 % y del 2,1 % sin cirugía extracorpórea.

En la misma revista, pero en el número de mayo a junio de 2021, vienen recogidos los datos de intervenciones de la década anterior. Entre los años 2010 y 2019 se practicaron en España un total de 50.235 cirugías de baipás coronario. Aplicando el porcentaje de mortalidad descrito en el párrafo anterior, entendemos que murieron entre 1.054 y 1.808 pacientes en ese periodo si aplicamos uno u otro porcentaje. Vaya por de-

lante mi absoluto respeto por la cirugía cardiaca y por mis colegas ciru-
janos. Se requiere de un nivel de formación altísimo, una carrera brillante,
un número alto en el proceso de selección MIR y una verdadera vocación
de servicio para estar ahí durante tantas horas en esas complicadas intervenciones. Son ellos los artífices de las reparaciones valvulares, de la
solución de enfermedades congénitas y, afortunadamente, del éxito de
la mayoría de las cirugías de baipás coronario.

Pero el apunte del doctor Hancke, con la sencillez y claridad que le
caracterizan al hablar, aquella tarde cuando hacíamos juntos esa re-
flexión era: «He hecho doscientas cincuenta mil sesiones de quelación
intravenosa con EDTA durante mi carrera y tengo una mortalidad de
CERO. Un porcentaje bajísimo de complicaciones y todas ellas menores.
Nadie ha estado hospitalizado ni ha requerido largas recuperaciones.
Incluso he tratado a personas que rehusaron operarse de baipás y que
mejoraron con este enfoque conservador y paciente». La conversación
era una especie de protesta. ¿Por qué dicen que la terapia de quelación es
una pseudoterapia? No se trata de ser antinada. Se trata de «combatir
en justa lid» y de eso vamos los que hemos descubierto, casi por casualidad, los enormes beneficios de la terapia de quelación con EDTA
en pacientes con problemas crónicos de arteriosclerosis a todos los
niveles.

Dicho sea de paso, la mortalidad descrita de las cirugías de baipás en
las piernas es del 1,16 %.

Hay un libro que directamente se titula *Bypassing Bypass Surgery*
['Evitar la cirugía de baipás'] del doctor Elmer Cranton, gran promotor
de la terapia de quelación con EDTA. Va más o menos de esto que estamos hablando aquí. Espero que este capítulo sirva para que pronto la
terapia de quelación con EDTA practicada con conocimiento y seguridad
científica deje de ser el hijo bastardo de la cardiología moderna. Podemos
empezar recogiendo el testigo que el doctor Gervasio Lamas y su equipo
han lanzado al publicar los resultados del estudio TACT del que ya
hemos hablado anteriormente.

DESINTOXÍCATE

10

ESTRATEGIAS NATURALES DE DETOXIFICACIÓN EMPLEANDO SUPLEMENTOS, AGENTES NATURALES Y PLANTAS

ÁCIDO ALFA LIPOICO

Saliendo un poco de los quelantes intravenosos, que entiendo es un tema bastante especializado y que a lo mejor escapa al interés de la mayoría, vamos a hablar ahora de los quelantes que pueden usarse por la vía oral con mecanismos diferentes y pertenecen un poco más a la medicina ortomolecular. En primer lugar tenemos el ácido alfa lipoico. A mí es una molécula que me encanta, porque es un elemento que cuenta con varios efectos.

El ácido alfa lipoico es sintetizado por plantas y animales. Se sintetiza en la mitocondria desde un ácido graso de ocho carbonos y azufre. También lo podrían producir las bacterias intestinales. Viene de la unión de enzimas lipoamidas y el aminoácido lisina. Lo encontramos en fuentes animales como el riñón, corazón, hígado... Y en fuentes vegetales como espinacas, brócoli, tomate, coles de Bruselas, cacahuetes.

Está comprobado que mejora la sensibilidad a la insulina. Y está aprobado en Alemania para tratar la neuropatía diabética. Se usa como protector o regenerador del sistema nervioso periférico.

Se puede administrar por vía oral o por vía intravenosa. Conozco colegas que lo utilizan por vía intravenosa con la indicación de quelar mercurio. Hay varios protocolos, entre ellos el Protocolo de Cutler, que se utiliza para la quelación de mercurio en niños. En algún momento, leí un estudio *in vitro* que hablaba del efecto protector de administrar vacunas con timerosal y ácido alfa lipoico. Y se veía cómo en el grupo de estudio de timerosal + ácido alfa lipoico existía menos sintomatología de tipo neurodegenerativo. Así que el ácido alfa lipoico puede darse como profiláctico, si es que alguien va a tener una dosis de mercurio por la vía que sea.

Inicialmente, este ácido fue clasificado como una vitamina, aunque en realidad es un compuesto azufrado, mucho más potente que la vitamina C y que la vitamina E como antioxidante. De hecho, las recicla junto con la CoQ10 (esto quiere decir que el ácido alfa lipoico y la coenzima Q10 son recicladores de otros antioxidantes). Es lo que se conoce como la «red antioxidante»: el sistema de antioxidantes (dentro del cual se encuentran la vitamina C, el glutatión, la coenzima Q10 y el ácido alfa lipoico) tiene un sistema de regeneración de manera que no hagan falta moléculas *de novo* para tener su efecto antioxidante. Si tienes vitamina C, la has usado, ha cedido un electrón en su proceso antioxidativo, uno de estos, como la coenzima Q10 o el ácido alfa lipoico, le pueden aportar ese electrón para que vuelva al «campo de batalla» a continuar con el combate antioxidante.

La capacidad como quelante de mercurio del ácido alfa lipoico ha sido demostrada *in vitro* y en fluidos extracelulares. También desde el punto de vista clínico, en protocolos como el de Cutler.

Podéis encontrar más información buscando la «red antioxidante de la que participa el ácido alfa lipoico».

La duda que se plantea con el ácido alfa lipoico es si podemos usarlo en pacientes que tienen amalgamas de metal; si es seguro o si podemos correr el riesgo de eliminar mercurio de la amalgama con el ácido alfa lipoico. Pero no se dan respuestas...

Siempre que estemos hablando de medicina ortomolecular, medicina natural, hay que tener precaución con las interacciones farmacológicas. Por ejemplo, si a un paciente diabético, de setenta años, que toma tres medicamentos antidiabéticos, le damos ácido alfa lipoico y no le advertimos de que le puede bajar el azúcar, puede tener efectos secundarios indeseables como una hipoglucemia. Seamos muy cuidadosos, tanto pacientes como sanitarios, a la hora de introducir en nuestro «armario» un elemento ortomolecular, un suplemento: «Es que me han dicho que el ácido alfa lipoico está muy bien». Sí, pero hay que mirar si es diabético y toma medicamentos, para valorar bien las interacciones.

LACTOFERRINA

En el entorno COVID se recomendó la administración de la lactoferrina. Junto con la caseína, son las dos mayores proteínas de la leche. Funciona como un alimento natural contra trastornos inmunológicos, la fatiga y enfermedades crónicas.

Se le atribuyen efectos antivirales, antimicrobianos, anticancerígenos e inmunomoduladores. Es una glicoproteína que pertenece a la familia de los transportadores de hierro (transferrina). La secretan todas las células glandulares (leche, saliva, lágrimas, secreciones bronquiales y nasales, bilis, fluidos pancreáticos...). Es liberada por los gránulos neutrofílicos durante la inflamación y tiene un efecto quelante, concretamente del hierro: lo enlaza con alta afinidad. Quela el hierro que no está dentro de los eritrocitos, que sabemos que es un hierro prooxidante (el hierro libre no es bueno, por eso tenemos aquí un elemento muy a tener en cuenta). Y, en este entorno post-COVID, posvacunas, en que estamos viendo una ferritina tan elevada, la lactoferrina tiene su papel.

Muchas bacterias patógenas necesitan hierro libre para multiplicarse y, si no lo tienen, se bloquean, y es por ahí por donde puede ejercer su efecto antibacteriano.

N-ACETILCISTEÍNA (NAC)

Se puso de moda en el año 2022 en un sitio en redes sociales llamado «La quinta columna». Es un sitio muy controvertido, y allí que me metí: me gustan todos los «fregados», allí donde encuentro alguno, me meto, siempre con ánimo de estudiarlo y ver qué hay que «rascar» porque, si no, la vida se vuelve muy aburrida, ¿no? El «sí, bwana» a todo lo que te venden como científico hay que mirarlo con lupa, especialmente desde que vimos lo que vimos en los últimos años. De hecho, ciencia sin debate, pobre ciencia. La controversia siempre ha nutrido la ciencia y ha fomentado los avances y los nuevos descubrimientos. La ciencia impuesta de forma dictatorial con pasaportes y estrategias de manipulación social huele muy mal.

La N-acetilcisteína es un potente antioxidante. Es la forma acetil del aminoácido L-cisteína, aunque más estable, más hidrosoluble y más biodisponible.

Como ya sabes es un precursor del glutatión, previene el daño celular oxidativo, también es inmunomodulador, quelante de mercurio y, posiblemente, de minerales traza (por lo que, si se toma durante largos periodos de tiempo, habría que suplementar). Fruto de mi experiencia, no soy partidario de suplementar con nada durante más de tres meses de forma continua, sin evaluar, sin reevaluar, sin cambiar de marca. Hay gente que lleva años tomando N-acetilcisteína (NAC) y esto es poco natural. Hemos hablado antes de la dieta rotatoria. Una de las cosas que se recomiendan en el entorno de la sensibilidad química múltiple y de estos síndromes de sensibilidad central es rotar. Si al cuerpo le das algo durante mucho tiempo, creas el llamado «fenómeno de tolerancia», en el que el producto deja de tener efectividad o genera intolerancia a algo que podría ser muy útil. Si respetamos los modos de la naturaleza y nosotros somos parte de ella, todo debería ser cíclico en un proceso continuo de inicio, cierre, evaluación.

La N-acetilcisteína viene también en un conocido mucolítico (Fluimucil), para los pacientes con EPOC, que venden en farmacias. En este caso hay que mirar los ingredientes. Los comprimidos y compuestos farmacológicos suelen estar llenos de ingredientes adicionales al compuesto principal y recuerda que eso acaba aumentando lo que llamamos en medicina ambiental «carga tóxica total».

El principal efecto secundario de la N-acetilcisteína es la cefalea (dolor de cabeza). Suele ser transitorio.

CARNOSINA

La carnosina es uno de los grandes desconocidos. Se trata de una pequeña molécula compuesta de los aminoácidos histidina y alanina. Se encuentra en grandes cantidades en el músculo esquelético, en el músculo cardiaco y también en el cerebro, y fue descubierta en Rusia hace más de cien años.

Sus efectos:

- Es antioxidante.
- Reduce la glicosilación (destrucción de proteínas y ADN por moléculas de azúcar (alzhéimer)).
- Quelante de metales tóxicos. Darlo coincidiendo con las vacunas en los niños junto con el ácido alfa lipoico.
- Se ha visto un beneficio importante en la prevención de cataratas con la carnosina; tiene sentido si se ve la catarata como un fenómeno degenerativo de oxidación del cristalino y de depósito de cristales.

CHLORELLA

Esta es más conocida para los fans de los metales pesados. Es un alga con la capacidad de captar metales tóxicos de su ambiente mediante sus proteínas afines a metales. Los mucopolisacáridos en la pared celular de la chlorella absorben metales tóxicos como si fuera una resina de intercambio iónico.

La chlorella es importante en el programa natural de eliminación sistémica de mercurio en el que usamos las sales de prana, ya que el 90 % de este se elimina a través de las heces. También facilita la movilización de mercurio compartimentalizado en estructuras no neurológicas como la pared intestinal, músculos, ligamentos, tejido conectivo y hueso.

Desafortunadamente, no es rara su intolerancia gastrointestinal; hay pacientes que no toleran la chlorella, circunstancia que puede tener diferentes explicaciones.

CILANTRO

No es quelante, sino que desplaza el mercurio, el plomo y el aluminio desde almacenamientos profundos a zonas tisulares más superficiales. El jugo de cilantro y perejil extrae las toxinas de metales pesados de los tejidos. Bebe agua de arcilla o toma zeolita para que se una con las toxinas que serán escoltadas fuera de tu cuerpo.

PESTO DE CILANTRO PARA CONSUMO FRECUENTE EN LA DIETA

INGREDIENTES:

1 manojo de cilantro
2 dientes de ajo
80 mililitros de aceite de oliva
1 puñado de nueces
1 pizca de sal y pimienta
1 limón

PREPARACIÓN:

Remojar las hojas de cilantro en un recipiente con mucha agua y un chorro de vinagre durante unos minutos y después lavarlas con abundante agua. Licuar todos los ingredientes juntos añadiendo agua hasta obtener la consistencia deseada. Para conseguir texturas más cremosas, se recomienda añadir nata líquida, queso parmesano o aceite de coco, según preferencias del paladar.

ZEOLITA

La zeolita ahora se ha puesto de moda, aunque se usa desde hace miles de años, igual que pasa con las otras arcillas (caolín y bentonita). Es un mineral natural con una estructura cristalina única cargada negativamente.

Se forma de la fusión de lava y agua de mar, combinando los cuatro elementos.

El ingrediente activo es una ceniza volcánica porosa que remueve metales pesados, químicos, toxinas ambientales. Atrapa partículas virales y ayuda a equilibrar el pH del cuerpo eliminando las causas de la acidez.

El 40 % de la zeolita trabaja en el tracto gastrointestinal y el 60 % restante se absorbe en el torrente sanguíneo y a nivel celular (siempre que sea zeolita micronizada). Se estudió en Chernóbil y se comprobó su eficacia.

Parece actuar en orden jerárquico: en las primeras cuatro semanas va a lo más tóxico (plomo, mercurio, cadmio y arsénico); luego elimina pesticidas, herbicidas y plásticos.

No tiene casi reactividad con calcio, magnesio, sodio, fósforo (excepto si hubiera exceso de calcio circulante). Bloquea la replicación viral y neutraliza la formación de nitrosaminas, que son las sustancias tóxicas presentes en las carnes procesadas cuyo efecto cancerígeno es conocido.

Aumenta los niveles de serotonina (lo que contrarrestaría la depresión). Y la única contraindicación que pudiera haber, y no es exactamente contraindicación sino más bien precaución, es que siempre hay que preguntar al paciente qué está tomando, porque con medicamentos que contengan metales como litio o platino está contraindicado. Y esto es algo que casi nadie hace. Solo se pregunta al paciente los medicamentos que toma, pero no se miran los ingredientes de esos medicamentos, por lo que podemos producir en el paciente efectos indeseables.

CAOLÍN

El caolín es un mineral blanco suave de aluminosilicato que lleva el nombre de la colina en China (Kao-Ling) de la que se extrajo durante siglos. En su estado natural, es un polvo blanco y blando que consiste principalmente en el mineral caolinita y cantidades variables de otros minerales como moscovita, cuarzo, feldespato y anatasa.

El proceso de adsorción mediante arcillas como el caolín se considera una de las mejores tecnologías de tratamiento de agua en todo el mundo. El desconocimiento de este aspecto por parte de la ciencia médica hace que no se le dé la importancia que tiene en el entorno del proceso de detoxificación de seres humanos y animales. Diferentes metales pesados, debido a su naturaleza tóxica y peligrosa, son posiblemente los contaminantes de aguas subterráneas más extendidos que suponen una grave amenaza para la salud humana.

Usado en forma de mascarilla externa, elimina suavemente las toxinas de la piel. También se utiliza internamente en la desintoxicación y limpieza de todo el cuerpo, ya que la arcilla blanca comestible purifica, nutre, calma y cura de dentro hacia fuera.

Desde la salud intestinal hasta las rutinas de cuidado de la piel, el caolín blanco destaca en el cuidado esencial.

BENTONITA

La arcilla de bentonita es una arcilla natural con una textura fina y suave. Forma una pasta cuando se mezcla con agua. Generalmente esta pasta se usa para beneficios médicos o cosméticos, como el tratamiento de erupciones y acné o como una máscara para el cabello. Los científicos creen que la arcilla de bentonita funciona adsorbiendo aceites y suciedad de la piel. La teoría es que la arcilla de bentonita adsorbe los materiales adhiriéndose a sus moléculas o iones. A medida que la arcilla sale del cuerpo, se lleva consigo la toxina u otras moléculas.

Cuando una persona la utiliza en la piel, puede adsorber aceites y bacterias. Cuando la consume, puede adsorber toxinas u otras sustancias no deseadas del tracto digestivo.

La arcilla de bentonita contiene minerales naturales como calcio, magnesio y hierro, que pueden proporcionar beneficios adicionales. Esta arcilla se forma a partir de cenizas volcánicas. Recibe su nombre de Fort Benton en Wyoming, donde se produce en grandes cantidades. Pero también se puede encontrar en otros lugares donde la ceniza volcánica se ha asentado en el suelo. La arcilla montmorillonita, llamada así por Montmorillon en Francia, es de este mismo tipo.

Varios estudios sugieren que la arcilla de bentonita puede reducir los efectos de las toxinas. Por ejemplo, un estudio en pollitos encontró que la arcilla de bentonita redujo los efectos de una toxina llamada aflatoxina B1, que proviene de ciertos tipos de moho. Los pollitos que recibieron un producto concentrado de arcilla de bentonita tuvieron menos efectos tóxicos que aquellos que no lo recibieron.

La arcilla de bentonita tiene una carga negativa, lo que significa que puede unirse a metales cargados positivamente como el plomo. Un artículo titulado «Improved lead removal from aqueous solution using novel porous bentonite and calcite-biochar composite» ['Eliminación del plomo de la solución acuosa utilizando un nuevo compuesto poroso de bentonita y calcita-biochar'], publicado en la revista *The Science of Total Environment* de marzo de 2020 escrito por Ramola y colaboradores, demostró que la arcilla de bentonita era efectiva para eliminar el plomo de las aguas residuales.

CARBÓN ACTIVADO

Esta es otra molécula muy interesante y un gran aliado. Cumple muchas funciones: complexación, intercambio de cationes, precipitación, atracción electroestática, reducción de formas de iones metálicos.

Cuando se está haciendo algún trabajo de quelación, a mí me gusta utilizar la noche para complementar. El carbón activado atrae moléculas de metales y se irá directamente por la materia fecal, además de que puede evitar la reintroducción de metales al torrente sanguíneo.

ESPAGIRIA

Saliendo un poco de la química reduccionista de Lavoisier, me permito entrar en la espagiria.

La espagiria es fruto principalmente de una forma de fitoterapia que, además de tener en cuenta los principios de la ciencia de las plantas, añade unos conceptos propios durante las fases de preparación de estos remedios vegetales. Estos conceptos están relacionados con la alquimia medieval y con la astrología.

Mediante los procesos y métodos a los que someten al vegetal, desean captar un concepto de «energía vital» del vegetal como ser vivo. Este es un concepto que a la medicina estándar, por supuesto, se le escapa, como se le escapa incluso el extracto de la planta. Existen varios laboratorios que ya trabajan con la espagiria.

Hay que tener en consideración que en los productos espagíricos también se emplean derivados de minerales y de gemas.

Este es uno de esos momentos, querido lector, en que se hace referencia a lo que nuestra ciencia convencional llama «pseudociencias». Para un científico reduccionista, lo sutil, lo universal, lo cuántico no existe, porque no lo puede ver. Es lo que para mí marca la diferencia entre las medicinas de lo físico y las de lo holístico. Pongamos un poquito de humor. Imagina el espíritu que encarna en un científico reduccionista. Imagínalo sentado mirando a su «avatar humano» con cariño y pensando: «No te queda nada, criatura», y disfrutando de su experiencia de aprendizaje humano. Es un momento clave en la evolución de la raza humana porque lo sutil se empieza a abrir puertas en el mundo científico y podremos ver grandes avances que nos mejoren la calidad de vida y aumenten nuestro bienestar.

ESPAGIRIA/ALQUIMIA/HOMEOPATÍA

La espagiria, la alquimia y la homeopatía, desgraciadamente calificadas como pseudociencia por el sistema que ahora mismo nos gobierna, son el camino hacia donde vamos. Tienen que ver con la dinamización energética, la dilución para fortalecer, la transmisión de información, las ondas, la quintaescencia, la longitud de onda, la resonancia entre cuerpos y la biorresonancia del campo electromagnético que cada persona tiene.

La espagiria se inspira principalmente en Paracelso, médico alquimista suizo del siglo XVI que, además de sus conocimientos en medicina, consideraba fundamental la aplicación de la astrología en la elaboración de sus remedios. Por ese motivo yo ahora estudio astrología. Deseo incorporar la espagiria y la alquimia en mi práctica médica a medio plazo.

Hagamos un pequeño repaso introductorio para que encajemos sin hacer fuerza estos párrafos en este libro, en este aquí y ahora. Tras mucha bioquímica, abramos ahora la puerta a la biofísica contemporánea.

PRINCIPIO BÁSICO: EL FOTÓN COMO PORTADOR DE ENERGÍA

En esta misma línea, entender el fotón como portador de energía es clave. En física moderna, el fotón es la partícula elemental responsable de las manifestaciones cuánticas del fenómeno electromagnético. Todos los seres vivos del planeta necesitamos esta fuente de energía, que es una forma de energía biótica y que muchos llaman «prana».

SALES DE PRANA

Las sales de prana, desde un punto de vista químico, son sales de potasio, pero desde una perspectiva energética contienen energía procedente de la radiación solar en forma de fotones. El potasio tiene una particularidad y es que puede trabajar fácilmente en este entorno.

Funcionan como revitalizante que potencian el ordenamiento fisiológico produciendo energía biótica a disposición del sistema. Te animo a que busques información sobre la «energía biótica», un concepto muy interesante.

Las sales de prana llegan a la matriz extracelular, donde entregan una carga de energía biodisponible para ser utilizada en las tareas de detoxificación siempre y cuando no exista otra prioridad. Tal como yo lo entiendo, le estamos diciendo al cuerpo: «¿Qué necesitas? Te doy la energía para que tú hagas aquello que hasta ahora no puedes hacer por tu rutina, por la incapacidad para tener más energía o porque estás ocupado detoxificando el desayuno o las comidas basura u otro tipo de cosas». Con esto lo que se le aporta es una energía extra y, normalmente, lo que el cuerpo hace es decidir qué necesita. En ese «qué necesita» suelen estar las tareas de detoxificación, por razones obvias, porque la naturaleza actúa así: lo que tengo que hacer es eliminar todo aquello que me está bloqueando para poder recuperar mi equilibrio y mi homeostasis.

¿Por qué es importante limpiar la matriz extracelular? Porque es mi protocolo de quelación de metales, salvo si es intravenoso (esto se aplica ya si el paciente está muy enfermo). Pero, claro, cuando vas a lo intravenoso, estás entrando en el torrente circulatorio. En cambio, si vas a usar otro tipo de estrategia como el ácido alfa lipoico, la carnosina... (todo esto que estamos viendo que se da por vía oral) debes estar seguro de que el intestino absorberá bien y de que va a pasar a la circulación y de esta circulación pasará a la matriz extracelular. Como la zeolita, que trabaja a nivel intracelular, tiene que saltarse todas estas «barreras».

Al limpiar la matriz extracelular, el organismo puede echar mano de los nutrientes que necesite, ya que en muchas ocasiones no existe carencia de nutrientes, sino exceso de suciedad que impide una movilización y disponibilidad adecuadas.

DÉTOX CON HOMEOPATÍA

La desintoxicación homeopática utiliza metales homeopáticos (altamente diluidos) para estimular al cuerpo para que todos los minerales vuelvan a estar en equilibrio. El principio básico de la homeopatía es «lo similar cura lo similar»: una sustancia que puede provocar síntomas si se toma en dosis grandes puede utilizarse en dosis diminutas para tratar síntomas parecidos. Por tanto, si tienes un problema con demasiado hierro, podemos usar hierro de alguna forma para que el cuerpo vuelva a equilibrarse con la producción y el almacenamiento de este metal. Del mismo modo, si fueras anémico, entonces el hierro homeopático se usaría para estimular al cuerpo para que el hierro vuelva a un rango saludable.

Usando el zinc homeopático, el cobre y todos los demás minerales podemos ayudar al cuerpo a volver a un equilibrio saludable. Una vez que se logra esto, el cuerpo naturalmente usará, distribuirá y eliminará metales y minerales según sea necesario.

Con frecuencia, los niños con autismo tienen altos niveles de cobre y muchos otros metales tóxicos. En estos casos podemos usar una desintoxicación de polimetales, cuando sea necesario. El remedio polimetálico es una combinación de veintiséis metales pesados en un solo remedio.

En todo proceso de detoxificación, sea cual sea el agente encargado y la estrategia elegida, es importante que la persona que realiza la desintoxicación esté eliminando bien y que su salud intestinal sea apoyada durante el proceso. A menudo hay antecedentes de estreñimiento y ha de abordarse primero, porque si las toxinas están siendo arrastradas hacia el intestino y no se eliminan regularmente, estas pueden reabsorberse a través de la pared intestinal y causar terribles síntomas de reintoxicación.

Existe un alto nivel de evidencia sobre la capacidad de los métodos homeopáticos para tratar la toxicidad por radiación. Se pueden usar los remedios homeopáticos clásicos, independientemente de cualquier otro medicamento que se esté tomando, ya que no habrá interferencias ni efectos cruzados. Esto es posible porque los remedios homeopáticos clásicos no contienen productos químicos ni medicamentos, solo información en píldoras hechas de lactosa. Insisto, los remedios homeopáticos son portadores de información. Por eso, igual que se comentaba para los remedios hechos con espagiria o alquimia, hay que entender el segundo capítulo de este libro y adentrarse con valor en el paradigma de lo biofísico y lo bioenergético. Si no, esa ignorancia te llevará, como a tantos, a llamar «pseudociencia» a la homeopatía. Una auténtica pena.

Como es habitual en la homeopatía clásica, la forma en que combate la exposición a la radiación dependerá de los síntomas que presente el paciente, es decir, del cuadro sintomático. Su fuerza vital (nivel de energía, voluntad de vivir) y la cantidad de su exposición a la radiación determinarán el resultado del tratamiento. A continuación se presentan algunas ideas de síntomas de una serie de remedios homeopáticos clásicos que pueden ser útiles en la exposición a la radiación.

1. *ARSENICUM ALBUM* (Arsen. alb.)

Estado mental: se siente muy ansioso y temeroso de la muerte, preocupado por los miembros de su familia.

Estado físico: vómitos, náuseas y dolores de cabeza, fatiga, fiebre, posiblemente un corto periodo de enrojecimiento de la piel. Hay pérdida de apetito y dolor abdominal. Mucho peor por la noche.

2. CADMIUM SULPHURICUM (C~ADM-S~)

Estado mental: horror a estar solo y al trabajo. Aprensión ante el acercamiento de alguien. Tiene ansiedad antes de evacuar los intestinos. Irritabilidad.

Estado físico: náuseas violentas, incluso náuseas por cualquier cosa que toque sus labios. Experimenta arcadas intensas; fiebre amarilla. Vomita con moco verde y sangre. Debilidad y agotamiento físico. Hay ardor y dolores de estómago cortantes. Ya sea que manifieste los estados anteriores o no, puede ser útil tomar una dosis de 200 C justo antes y después de cualquier procedimiento de rayos X para aliviar sus efectos nocivos.

3. CADMIUM IODATUM (C~ADM-I~)

Es un gran remedio para las glándulas cervicales, las amígdalas, la tiroides, las glándulas mamarias, el sistema linfático, los testículos y los ovarios.

Estado mental: odia todo y a todos. Siente mucha autocompasión.

Estado físico: abdomen hinchado. Picor en el ano y el recto, pero solo durante el día. Estreñimiento. Deseo frecuente de evacuar los intestinos.

4. CEANOTHUS (C~EAN~)

Ceanothus es un excelente remedio para el bazo y como la exposición a la radiación puede afectar el bazo, se incluye aquí.

Estado mental: bajo espíritu, no importa nada.

Estado físico: sensación de frío sin apetito. El bazo está agrandado (esplenomegalia).

5. RADIUM BROMATUM (R_{AD-BR})

Estado mental: quiere estar con la gente. Tiene miedo de estar solo en la oscuridad. Se siente cansado e irritable.

Estado físico: Tiene la piel roja con picazón, ardor como si estuviera en llamas e hinchazón. Sufre de úlceras en la piel.

6. RAYOS X

Este remedio homeopático clásico está hecho de rayos X por medio de un procedimiento especial.

Estado mental: está triste y no le gusta la compañía. Tiene el deseo de matar; en las mujeres, especialmente antes y durante el periodo menstrual.

Estado físico: tiene dermatitis por radiación. Sufre de erupciones cutáneas crónicas con picazón, grietas dolorosas. Aparecen en su cuerpo crecimientos verrugosos. Sus uñas se están volviendo más gruesas. Ya sea que manifieste los estados anteriores o no, puede ser útil tomar una píldora de 200 C justo antes y después de cualquier procedimiento de rayos X para aliviar sus efectos nocivos (o puede tomar el remedio llamado *Cadmium sulphuricum* mencionado más arriba).

Apunte histórico sobre este último remedio: los campos energéticos preparados homeopáticamente (potenciados) se han hecho y utilizado en la historia homeopática desde la época de Hahnemann, quien hizo pruebas utilizando energía magnética. Los rayos X son el segundo remedio homeopático «imponderable» más antiguo y se introdujeron en la farmacopea homeopática poco después del descubrimiento de los rayos X por Wilhelm Röntgen en 1895. Fue poco después de este descubrimiento cuando, sin la protección y los controles adecuados, se descubrió que los rayos X convencionales eran peligrosos. Esta letalidad afecta especialmente a las células que se dividen con rapidez, como en la médula ósea, el epitelio intestinal y las células sexuales. Los síntomas inmediatos de la enfermedad de rayos X incluyeron náuseas, vómitos, anorexia, debilidad y mareos, así como el daño a largo plazo.

Un investigador homeópata llamado William Boericke (1849-1929) ofrece una descripción más completa y sucinta de los efectos de la exposición a los rayos X en su introducción al remedio: la exposición repetida a Roentgen (rayos X) produce lesiones cutáneas a menudo seguidas de cáncer. Dolor angustiante. Las glándulas sexuales se ven particularmente afectadas. Atrofia de ovarios y testículos. Esterilidad. Los cambios tienen lugar en sangre, ganglios linfáticos y médula ósea. Anemia y leucemia.

Boericke continúa dándonos más indicaciones de rayos X homeopáticos en su introducción: psoriasis. Tiene la propiedad de estimular el metabolismo celular. Despierta la vitalidad reactiva, mental y físicamente. Trae a la superficie síntomas suprimidos, especialmente sicóticos y aquellos debidos a infecciones mixtas. Su acción homeopática es, pues, centrífuga, hacia la periferia.

La información de este médico estadounidense nacido en Austria se basó en los efectos de los rayos X y también en una prueba con uso clínico. La primera prueba de rayos X fue realizada por Fincke en 1897 (dos años después del descubrimiento de Röentgen), utilizando 6 en diez probadores y publicado en las Actas de la Asociación Internacional Hahnemanniana (páginas 47-76). La prueba fue repetida por W. B. Griggs, usando 30 C y 200 C, en tres probadores —dos hombres y una mujer— y sus resultados fueron publicados en el *Homeopathic Recorder* en 1952.

Sería muy interesante si pudiésemos convocar reuniones entre Boericke, Hahnemann y tantos otros promotores de la homeopatía como ciencia probada y los científicos modernos que en las últimas décadas han llegado a calificar a la homeopatía como «pseudociencia». Somos una especie bastante peculiar por lo manipulable y poco estudiosa que resulta la generación actual.

ACEITES ESENCIALES

Si definimos la desintoxicación como cualquier cosa que ayuda al cuerpo a deshacerse de los desechos tóxicos, los pensamientos negativos, el estrés, la ansiedad y los organismos nocivos, los beneficios de estos aceites se vuelven aún más evidentes.

Hoy día, no hay evidencia científica sólida que sugiera que los aceites esenciales pueden eliminar los metales pesados del cuerpo. No actúan como aglutinantes ni agentes quelantes. Sin embargo, eso no quiere decir que los aceites esenciales no sean increíblemente beneficiosos durante el proceso de desintoxicación. De hecho, hay muchos de ellos que se consideran desintoxicantes y que serían extremadamente útiles en el proceso de desintoxicar metales pesados. Describo algunos con sus propiedades particulares:

ACEITE DE MENTA

El aceite de menta se puede usar en el baño, se puede consumir y se puede aplicar tópicamente. De forma oral solo se necesitan unas gotas para que sea efectivo. Se puede agregar a un batido de desintoxicación o simplemente agregarlo al agua. El aceite de menta también ayuda a recuperar o mantener la concentración y puede calmar el sistema digestivo. Es un aceite que se extrae de la planta de menta, que se ha utilizado medicinalmente durante miles de años.

ACEITE DE POMELO

Gran aliado en la detoxificación. Diurético y antibiótico natural. Para aquellos que buscan suprimir un apetito hiperactivo, la evidencia indica que la aromaterapia de aceite de pomelo podría ser útil. Un estudio halló que las ratas expuestas al aroma del aceite esencial de pomelo durante quince minutos, tres veces a la semana, experimentaron reducciones en el apetito, la ingesta de alimentos y el peso corporal. También se considera un desintoxicante eficaz para el hígado, que todos sabemos que es uno de los filtros del cuerpo y es crucial para mantener una buena salud. Debido a que es tan útil para tantos sistemas en el cuerpo, el aceite esencial de pomelo puede apoyar la desintoxicación de metales pesados de muchas maneras.

ACEITE DE ENEBRO

Aceite que proviene de las bayas de enebro, que, en sí mismas, son buenas para el cuerpo gracias a sus antioxidantes. También se pueden utilizar para ayudar en el sistema digestivo y como diurético. Cuando usas aceites esenciales, estás capturando la esencia de su fuente sin tener que emplear la planta de origen en sí. El aceite de enebro puede contribuir a relajar la mente y hacer que deje de estresarse, y también puede aliviar el dolor.

ACEITE DE ROMERO

El aceite esencial de romero se usa comúnmente para ayudar a la memoria y la falta de concentración. Por eso se le conoce como la «hierba del recuerdo». Se considera también un descongestionante y desintoxicante eficaz y se utiliza con frecuencia para tratar diversas enfermedades respiratorias, así como para desintoxicar el sistema respiratorio.

El romero también es un aceite esencial muy estimulante. Es beneficioso para estimular la circulación, lo cual es increíblemente importante cuando se desintoxica el cuerpo. La sangre desempeña un papel clave en el proceso de desintoxicación al transportar los metales pesados a través del cuerpo a las diferentes áreas para su eliminación. Es lógico pensar que si la circulación es lenta, puede tener un impacto negativo en la efectividad de la desintoxicación.

ACEITE DE LIMÓN

Al igual que los otros aceites esenciales mencionados con anterioridad, el limón puede apoyar la desintoxicación de metales pesados de muchas maneras. Es un aceite esencial estimulante que puede beneficiar la circulación y la digestión, así como apoyar el sistema linfático y la piel. El limón es rico en antioxidantes, que tienen la capacidad de combatir los radicales libres que pueden causar estragos en nuestros cuerpos si no se controlan. Al combatir estos radicales libres y reducir el estrés oxidativo, ayuda a proteger la salud.

BAÑOS CON SALES DE EPSOM

La sal de Epsom lleva el nombre de un compuesto mineral descubierto a principios del siglo XVII en un manantial de sal en la pequeña ciudad de Epsom, al sur de Londres. Es un remedio exfoliante y antiinflamatorio natural que se puede utilizar para tratar dolores musculares, piel seca e incluso diversos problemas de salud internos. A diferencia de otras sales, el contacto externo con la sal de Epsom no deja la piel seca. De hecho, en realidad la deja suave y sedosa.

La fórmula química para el sulfato de magnesio es $MgSO_4$. Eso significa que en realidad se puede descomponer en magnesio y sulfato, que es una combinación de azufre y oxígeno. Algunas de las funciones clave del magnesio incluyen mantener la presión arterial normal, el ritmo cardiaco estable y los huesos fuertes. El otro ingrediente principal, el sulfato, es una clave mineral esencial para muchos procesos biológicos: ayuda a eliminar toxinas, limpia el hígado y ayuda en la formación de proteínas en las articulaciones y el tejido cerebral.

Los sulfatos en la sal de Epsom contribuyen a eliminar las toxinas, desintoxicando de metales pesados las células del cuerpo, lo que puede reducir la acumulación interna de sustancias nocivas. La piel humana es una membrana altamente porosa. Al agregar minerales como magnesio y sulfato al agua del baño, se provoca un proceso llamado «ósmosis inversa», que literalmente extrae la sal de su cuerpo y las toxinas peligrosas junto con ella.

¿CÓMO SE USAN LAS SALES DE EPSOM?

Sin duda, uno de los usos más comunes es el baño. Si se combina con bicarbonato de sodio y aceite de lavanda se obtiene una receta de baño simple y fácil que calma, alivia la tensión muscular y ayuda a recuperarse, tanto mental como físicamente. Las recomendaciones de cuánta sal de Epsom se necesita para el agua del baño pueden variar: para un baño de desintoxicación, agrega al menos dos tazas de sal de Epsom al agua del baño y permanece en la bañera durante cuarenta minutos. En los primeros veinte minutos el cuerpo elimina las toxinas de su sistema, mientras que los últimos veinte permiten absorber los minerales en el agua. Se recomienda beber agua antes, durante y después del baño para protegerse de la deshidratación y aumentar la desintoxicación.

Incluir sales de Epsom en un baño de pies puede ayudar a aumentar el magnesio y proporcionar alivio para los pies cansados y doloridos. Además, esta sal puede ayudar a las infecciones: remojar un pie infectado u otra área del cuerpo en agua de sulfato de magnesio puede ayudar a extraer toxinas y promover la curación del tejido infectado. Detoxificarse periódicamente por los pies es una recomendación de los expertos en longevidad.

DESINTOXÍCATE

11

¿NOS ATREVEMOS CON EL GRAFENO?

Por ser un tema que ha adquirido rabiosa e interesante actualidad en el escenario de la pandemia por COVID-19, he decidido incluir el grafeno como un capítulo del libro, aunque sea brevemente.

Encontré un trabajo de fin de grado (autora: Natalia Sánchez Ocaña) en la Facultad de Farmacia de la Universidad Complutense del año 2016 (está en internet), que lleva como título *El grafeno en el tratamiento del cáncer*.

El grafeno se puso de moda con el tema de las vacunas para el COVID, porque investigaciones no oficiales afirmaron que las vacunas contienen grafeno. El trabajo mencionado nos habla de los antecedentes, la síntesis y la fabricación, las características generales, las propiedades y, sobre todo, las aplicaciones del grafeno en biomedicina. Es destacable su uso como portador de genes y de fármacos.

El resumen de este trabajo de fin de grado afirma que el grafeno es un material excepcional, puesto que está formado por una lámina de átomos de carbono con unas propiedades únicas, que ha generado un fuerte interés en el campo biomédico desde que sus descubridores —los rusos Andre Geim y Konstantín Novosiólov— ganaron el Premio Nobel de Física en el año 2010.

En los resultados enuncia que el grafeno se caracteriza por sus propiedades eléctricas y mecánicas, lo que le confiere una elevada conductividad eléctrica y una resistencia a la rotura superior a otros materiales. Con todo, uno de sus inconvenientes es la elevada citotoxicidad con la que parece que aún los investigadores están luchando.

Finalmente, en las conclusiones, Natalia Sánchez afirma que el grafeno y sus derivados son materiales prometedores para aplicaciones biomédicas, ya que al funcionalizarse puede dirigirse a las células donde debe ejercer su acción, además de eliminarse de manera rápida en el organismo.

Con esto lo que quiero decir es que no es un tema nuevo. Si se realiza una búsqueda rápida en internet se ve que incluso es, como me decía un hijo ingeniero, un tema viejo, como que ya lo ha dado todo de sí. No obstante, durante los últimos dos años el tema ha adquirido gran popularidad en los círculos llamados «disidentes» con respecto a la gestión, origen y manejo de los asuntos relacionados con la pandemia del COVID.

Sabemos que algunas de las vacunas contra el COVID son tipo MRNA; para poder transportar material genético, se necesita una tecnología muy avanzada. En relación con ello se han desarrollado las nanopartículas de lípidos: si encapsulas algo en esas nanopartículas de lípido, facilitas que atraviese la membrana celular. También se ha desarrollado un transportador, tanto de genes como de fármacos, que puede ser el grafeno.

El grafeno es una monocapa del grafito, el elemento que usas para escribir con el lápiz. Lo que descubrieron los dos físicos rusos fue la manera tecnológica de obtener monocapas en cantidad suficiente como para poder estudiarlo e investigarlo (antes de eso, no se podía hacer nada porque no había forma de obtener estas monocapas).

La pregunta clave es: ¿podríamos aceptar esto como vacuna? Porque digamos que uno de los conflictos que hay es que esto podría encajar técnicamente como terapia génica, pero no como vacuna, es decir como una técnica con la que modificar el ADN de las células para tratar o prevenir enfermedades. Al menos no como una vacuna tradicional que inyecta parte de un patógeno o el patógeno atenuado, para que el cuerpo produzca anticuerpos contra determinado germen. Esto no se había usado nunca en la humanidad. Eso al menos hay que pensarlo dos veces. ¿Fuimos las cobayas de un experimento? ¿O realmente esta tecnología previamente desconocida fue desarrollada con tanta rapidez para salvarnos de una muerte segura? Yo, personalmente, dudo y dudo y dudo. Cada vez dudo más y pregunto más y cada vez me gustan menos las respuestas.

El profesor Pablo Campra Madrid, profesor titular de universidad y doctor en Ciencias Químicas, elaboró de forma independiente un informe titulado *Deteccion de grafeno en vacunas COVID-19 por espectroscopia micro-Raman*. Lo puedes encontrar en la web introduciendo la dirección URL: https://www.docdroid.net/29HNzDI/informe-campra-pdf.

En un apartado del informe dice: «Si bien los resultados de este muestreo son concluyentes en cuanto a la presencia de estructuras gráfenicas en las muestras analizadas, esta investigación se considera abierta para su continuación y se pone a disposición de la comunidad científica para su replicación y optimización, considerando necesaria su continuación con un estudio espectral más detallado y exhaustivo, basado en un muestreo estadísticamente significativo de viales similares, y la aplicación de técnicas complementarias que permitan confirmar, rebatir, matizar o generalizar las conclusiones de este informe».

Aún estamos esperando científicos de talla que se atrevan con este tema, especialmente las casas productoras de dichas vacunas. Porque salta a la vista que lo que ha pasado en la sociedad es un fenómeno que la ha apartado de la ciencia crítica y exploradora y la ha metido en una corriente de inmadurez científica donde todo aquel que no comulga es tildado de negacionista. Es un escenario en el que la ciencia ha sido hecha pedazos. Una ciencia que no tolera el debate y que usa la palabra «negacionista» no es una ciencia. Es una pantomima.

Desde mi punto de vista este es un estudio encomiable, hecho en un entorno universitario por un investigador autorizado para hacer lo que publica. Y aunque parezca que predica en el desierto, puede vanagloriarse de no responder a ningún conflicto de intereses. Las otras investigaciones, con más lagunas que aciertos, provienen todas de empresas disfrazadas de benefactoras pero que poseen ingentes intereses privados, entre las que destaca una hoy día. ¿Tengo que decir cuál es?

No cabe duda de que el grafeno es un material muy interesante, porque puede aplicarse en casi todos los campos por una serie de razones que tienen que ver con su naturaleza de dureza, estabilidad, flexibilidad...

Además, algo que da un poquito de miedo es esa capacidad que tiene de captar cualquier frecuencia, ya no solo baja o media frecuencia: con la luz lumínica, con la luz ultravioleta, con la luz visible se excita. Y cuando suelte esa excitación en el organismo, que lo hará en algún momento, si está en cantidad suficiente, ¿qué pasará?

El ser humano que piensa, que decide, que siente, ahora mismo tiene una bifurcación enfrente: seguir por esta vía de la tecnología, de la experimentación, de la manipulación de la materia, o recuperar un papel de observador de la naturaleza y avanzar por vías más naturales, tanto bioquímica como energéticamente. Toda esta experimentación ha ido dejando a sus víctimas por el camino. Estamos hartos de ver cómo la medicina basada en la tecnología de los últimos cien años ha realizado pruebas y pruebas; algunas han salido bien en un porcentaje, pero hemos tenido que pagar un alto precio en víctimas, en enfermedades para poderlas desarrollar y afinarlas.

Sin ir más lejos, hace unos cuatro o cinco años, la Agencia Española del Medicamento retiró las primeras marcas de gadolinio que se comercializaron en España como contraste de resonancia magnética, porque se demostró que no eran del todo seguras. El gadolinio (Gd) se sabe que es un metal pesado que va dentro de la célula. Ha habido problemas, tipo sensibilidad química múltiple, fibromialgia y otras enfermedades secundarias a raíz del uso de ese contraste.

Resulta muy arriesgado que haya salido en este entorno pandémico y de emergencia una técnica que no se había usado nunca en la raza humana, en la que no solo se estaría usando grafeno sin una garantía probada de no toxicidad, sino que mete en tus células indicaciones para que produzcan proteínas de un virus extraño, confiando en que el cuerpo con su sabiduría natural no va a ir a destruir esas células por «locas».

Si tú le has dado a un agente externo la posibilidad de que se meta en tus células y, en lugar de manifestar tu código genético, diga, vamos a producir esta proteína, ¿cuál es la respuesta lógica de un sistema inmunológico que ve que una célula está produciendo una proteína extraña? El sistema inmunológico no se va a quedar ahí, cruzado de brazos, diciendo algo así como: «Ah, mira qué bien, hemos desarrollado una proteína extraña, pues cuando venga el virus, ya lo atacaré». No, lo que hace es atacar esa célula directamente.

Existen muchas personas que tienen tanto metal pesado en su cuerpo que son antena: los implantes bucales, las prótesis metálicas, el aluminio que hay por todas partes... Y eso interactúa con campos magnéticos de otro orden, algo que genera inflamación, enfermedad, sensibilidad química múltiple, sensibilidad electromagnética..., síndromes que están afectando la calidad de vida de muchas personas. Por eso sí que interesa un llamamiento a la precaución. Si volviera a ocurrir lo que pasó con el COVID, y volvieran con este tipo de vacunas, ¿lo vamos a aceptar sin más? Porque ya se sabe que están buscando otros virus con la intención de generar vacunas contra ellos.

En el mundo integrativo, sabemos la estrecha relación que existe entre los virus lentos, Epstein-Barr, citomegalovirus, zóster, herpes... con las enfermedades crónicas autoinmunes. Y van a desarrollar tecnología RNA mensajero para generar más vacunas, y el grafeno seguirá ahí.

«Científico» no es sinónimo de «tecnológico». «Científico» es sinónimo de capacidad de observar, más bien es un algoritmo de la mente que, además, tiene como principio fundamental el no manipular a nadie y el no manipular los datos; esto es para mí la ciencia y lo científico. En realidad, yo estudié Medicina por el método científico, pero el método científico es algo muy diferente del cientifismo, y muy diferente de lo que está ocurriendo ahora, que es la manipulación de las poblaciones en nombre de la salud, la conversión de la gente en individuos completamente dependientes por miedo a toda una serie de elementos que dan dinero.

Sobre cualquier consideración hago resaltar que alguien que verdaderamente se considere a sí mismo científico rechazará de plano y en cualquier circunstancia que se pueda llamar «negacionista» a algún colega que tenga una hipótesis y una visión diferente.

REMEDIO PARA LA TOXICIDAD POR GRAFENO

En el número 8 de la edición del 2019 de la revista *MedChemComm* se publicó un artículo titulado «Kaolin alleviates the toxicity of graphene oxide for mammalian cells» ['El caolín alivia la toxicidad del óxido de grafeno para las células de mamíferos']. Dice, entre otras cosas, que los materiales de la familia del grafeno, incluido el óxido de grafeno (GO), son prometedores para numerosas aplicaciones debido a sus propiedades electrónicas únicas. Sin embargo, el óxido de grafeno revela toxicidad para algunas líneas celulares a través de un mecanismo no identificado. Por tanto, los métodos y agentes que reducen la toxicidad del óxido de grafeno pueden ampliar su aplicación práctica. «Utilizamos una prueba colorimétrica, citometría de flujo y métodos de ensayo de índice celular para evaluar los efectos de la aplicación separada y combinada de óxido de grafeno y caolín en células de mamíferos. Hemos demostrado que la aplicación conjunta de óxido de grafeno y caolín redujo los efectos negativos del grafeno en casi un 20 %, muy probablemente debido a la coagulación de las nanopartículas entre sí, que se detectó mediante microscopía de fuerza atómica».

La arcilla de caolín blanco es rica en silicio y silicato de aluminio, y se sabe que es la más suave de todas las arcillas. Históricamente su uso se originó en la antigua China y fue apreciada por su valor medicinal por los romanos, griegos, egipcios y otras culturas nativas.

La naturopatía aporta el conocimiento de todos los remedios naturales. Ha habido conflicto entre lo que es farmacología (muy de moda) y lo que es naturopatía (considerada pseudociencia, por lo que no se enseña en las facultades). Si fuésemos capaces de reconectar con los conocimientos ancestrales, como la medicina ancestral china y ayurveda, veríamos que en la naturaleza tenemos todas las herramientas de las que podemos disponer para una vida sana y todos los remedios para desintoxicarnos. Dentro de estos remedios detoxificadores ocupa un lugar especial la arcilla volcánica: tierras de diatomea, caolín, zeolita, bentonita, cada una con sus peculiaridades específicas y su eficacia demostrada.

Los que hemos sido formados en el paradigma tradicional médico carecemos de este conocimiento de raíz. Los que han seguido este llamado «conocimiento» se denominan «terapeutas» (al menos en España), y eso incluye formarse en fitoterapia, en suplementación... Todo este conocimiento no se enseña en las facultades de Medicina; por eso, un médico con seis años de carrera y cinco años de MIR está muy especializado y tiene grandes tecnologías para ofrecer, todas ellas muy buenas, pero si le hablas de naturopatía no sabe nada, no lo ha estudiado. Incluso hay una corriente que dice que eso es pseudocientífico, porque no viene en las revistas médicas y, por ende, no debe ser válido. Quizá es el momento de cambiar paradigmas, como me ocurrió a mí, que vengo de la medicina tradicional y he empezado a abrir la mente, estudiando y formándome en otros campos.

DESINTOXÍCATE

12

INDICACIONES Y BENEFICIOS DE LOS SUPLEMENTOS NUTRICIONALES

LA MITOCONDRIA Y LA PERSPECTIVA ORTOMOLECULAR

Desde mi punto de vista y desde mi práctica clínica, tenemos que ser conscientes de la tremenda desconexión con la naturaleza que sufrimos en el siglo pasado, de la falta de conocimiento de la razón por la que comemos, de la alimentación de hoy día —que es una basura— y de cómo todo eso nos está pasando factura. Porque la enfermedad cardiovascular es la primera causa de muerte en estos momentos, por el infarto, por el ictus, por la insuficiencia cardiaca.

Algunos suplementos con función queladora de metales han sido tratados en el capítulo correspondiente. Ahora vamos a hablar de lo que algunos denominan «cardiología metabólica», ya que es el corazón el órgano que posiblemente más energía requiere de todo el organismo. Sin embargo, todo este conocimiento es extrapolable a cualquier célula que contenga mitocondrias en su interior. Hay que aprender a hablar de energía sin miedo. A nivel mitocondrial, el término «energía» tiene un representante que es el adenosín trifosfato (ATP). Ahora que usamos tanto la angioplastia coronaria en el infarto agudo de miocardio, se habla mucho de la reperfusión del oxígeno, de su papel. No obstante, los cardiólogos nos quedamos cortos a la hora de mirar si las células están produciendo ATP, porque la disminución en la concentración de ATP supone serios problemas metabólicos. Y hablamos de problemas metabólicos en un órgano que no para, en un músculo que no para y que no puede dejar de trabajar en ningún momento.

En la revista *Science* ya se hablaba de estos temas en el año 2005, lo que significa que no es nuevo, sino que ciertos investigadores ya trabajan en ello desde hace tiempo.

El envejecimiento se produce por trastorno y daño mitocondrial en el tiempo. Esto quiere decir que no es el tiempo directamente el que nos envejece y daña los órganos, sino el grado de daño mitocondrial y el grado de oxidación que ocurra en ese tiempo. Por ello ahora entendemos el concepto de «edad biológica»: dos personas de la misma edad pueden tener una apariencia completamente diferente y una de ellas parecer mucho más envejecida que la otra. Esto es porque, en el mismo periodo de tiempo, ha sufrido más envejecimiento y daño mitocondrial.

La producción de energía va disminuyendo en torno al 40 % con el envejecimiento. También el cáncer y las mutaciones del ADN mitocondrial aumentan con la edad, con la exposición a la oxidación. En pacientes centenarios y en algunas variantes mitocondriales se aprecia mayor protección del estrés oxidativo (familias muy longevas).

SUSTANCIAS QUE MEJORAN LA FUNCIÓN CARDIACA

Las que tenemos más a mano para actuar sobre la mitocondria del corazón serían:

- Glucosa, insulina y potasio (el llamado GIK, que se usaba mucho en los servicios de urgencias y que ha entrado en desuso), que aumentan el glucógeno cardiaco y el ATP.
- El magnesio. Digamos que la sociedad actual sabe mucho de calcio para los huesos, de hierro para la anemia, pero, en general, no sabe del magnesio. Para el corazón, para el sistema cardiovascular, el magnesio es fundamental a la hora de producir energía, sobre todo después de accidentes isquémicos. Siempre digo que, después de un episodio cardiovascular, no nos enfoquemos solo en recetar medicamentos, sino que también aportemos a ese miocardio sustancias como el magnesio.
- La coenzima Q10, protagonista de una de las grandes paradojas de la cardiología moderna: es un antioxidante liposoluble vital en la producción celular de ATP, pero nos dedicamos a bloquearlo a partir

de los cuarenta años con las estatinas, con la excusa de que necesitamos controlar el colesterol.

- Las carnitinas, que favorecen la beta oxidación de los ácidos grasos en la mitocondria para la producción de energía. Importante motor energético especialmente para el músculo del corazón.
- D-ribosa: sustrato energético que favorece la fosforilación oxidativa en el miocito; que ayuda al reciclaje de las purinas en la formación del ATP. Es un azúcar que contribuye a obtener energía por una vía rápida. En el corazón esto es fundamental. Se llama «eficiencia energética».

En conclusión, todos estos componentes mejoran la producción de energía en la célula y favorecen la función miocárdica, en especial en el marco de isquemia e insuficiencia cardiaca congestiva (los grandes culpables de mortalidad por enfermedad degenerativa de nuestro siglo).

EFECTOS DE LA MALA NUTRICIÓN, UNA EPIDEMIA DE IGNORANCIA DEVASTADORA

- Inflamación (estrés oxidativo) por comidas procesadas y azúcar.
- Ausencia constante de nutrientes (por falta de aporte o de absorción), necesarios para una adecuada función mitocondrial.
- Falta de magnesio, zinc, vitamina C, E, K y coenzima Q10, todos ellos necesarios para una elevada función mitocondrial; en su ausencia, el corazón comenzará a funcionar mal.

En la década pasada, la doctora Joanne Ingwall, profesora de Fisiología en Harvard, en la revista *Cardiovascular Research* de 2009 afirmaba: «Uno de los principales retos es desarrollar estrategias para preservar o mejorar la función de la bomba cardiaca mientras se mantiene la viabilidad celular, por eso es necesario un entendimiento de la maquinaria metabólica que produce el ATP». El artículo se titula «Metabolismo energético en insuficiencia cardiaca y remodelación». Vamos saliendo un poco del paradigma farmacológico exclusivo donde a un paciente hay que tratarlo con X, Y, Z fármacos, y lo estamos cambiando por la comprensión de que a esa célula hay que alimentarla, no solo bloquearle receptores, hacer estudios farmacológicos a ver si funcionan. Necesitamos entender desde la fisiología, y como dice la doctora Ingwall: «El miocito necesita ATP para crecer, para repararse a sí mismo y para sobrevivir. El requerimiento de ATP es absoluto». ATP es la forma bioquímica de describir la energía que se produce en cada célula y que es lo que, en definitiva, nos permite vivir.

A una frecuencia cardiaca de 60 latidos por minuto usamos 70 mg de ATP por segundo, eso quiere decir que 700 mg durarán unos 10 segundos.

Así, 86.000 latidos al día requieren unos 6 millones de miligramos de ATP. Por eso se requiere una alta capacidad de reciclaje del ATP, que en condiciones normales ocurre unas diez mil veces al día. Este reciclaje está básicamente favorecido por la ribosa.

SEGUIDORES DEL MAGNESIO

Hagámonos seguidores del magnesio, entendamos las diferentes sales que hay, aprendamos a dar magnesio a la población. Aprendamos que la nutrición puede no resultar suficiente debido a que la tierra donde se cultivan nuestros alimentos no está en condiciones. Por eso, los alimentos que deberían ser ricos en magnesio podrían no contenerlo de la forma precisa.

Entendamos también que el magnesio es un mineral intracelular, un catión intracelular, y que es ahí donde cumple su función. Cuando en un análisis de sangre aparece el magnesio como normal, puede ser un error conceptual, porque pudiera ser que tu magnesio circular fuera normal y, sin embargo, que tus depósitos intracelulares de magnesio no estén en condiciones o que el magnesio no esté funcionando allí donde tendría que funcionar. Por eso, para medir el magnesio hemos de utilizar pruebas algo más complejas.

Recordaremos de modo general que el magnesio es fundamental a la hora de la buena función vascular por el antagonismo del calcio. Existen estudios del papel del magnesio en la hipertensión arterial.

Pasaremos también por el endotelio, porque el magnesio aumenta el óxido nítrico, disminuye los fenómenos inflamatorios, es antiagregante plaquetario y disminuye la producción de radicales libres. Dentro del músculo cardiaco desarrolla los mismos mecanismos, efectos antiisquémicos, efectos antiarrítmicos. El magnesio intravenoso se utiliza en las unidades de cuidados intensivos para determinados tipos de arritmias malignas.

Con respecto al magnesio, me gusta hacer promoción de algo que está libre en internet. Se trata de unas diapositivas tituladas «Magnesium, a Key Deficient Mineral in Metabolic Syndrome», de James L. Wilson. Hablan de la estrecha relación que hay entre el magnesio, el síndrome metabólico y la diabetes. Como digo, son diapositivas que están en internet y se pueden consultar. Se trata de una información muy útil a la hora de divulgar la información sobre el magnesio, que es clave para evitar el desarrollo de síndrome metabólico, diabetes y para la mejora en la función cardiovascular.

Un nivel adecuado de magnesio mantiene los niveles de calcio a raya. Sabemos que el calcio contrae y el magnesio relaja. Una célula poco sana puede contener exceso de calcio en su interior. Sabemos también que el calcio promueve la agregación plaquetaria y que, en la pared arterial, resulta un factor de riesgo con la calcificación coronaria asociada a mayor arterioesclerosis y mayor disfunción de las arterias a nivel de todo el cuerpo. De ahí que un déficit de magnesio, entre otras cosas, permite que acceda mucho calcio a las células. Podemos afirmar entonces que el antagonista del calcio es el magnesio.

Antes de que viniera esta epidemia en la que estamos, la OMS hablaba de que la gran epidemia del siglo XXI era el estrés. Luego, empezaron a tener en cuenta una «epidemia» muy importante de déficit de vitamina D. Como sabes, el precursor de la vitamina D es el colesterol: la luz del sol interactúa con moléculas de colesterol en la piel y, de ahí, saldrá el cambio metabólico que va a producir la vitamina D.

Esta especie de costumbre que se generó en el siglo XX de que el sol es malo porque produce cáncer, y que el colesterol hay que bajarlo, ha desencadenado un déficit potente de vitamina D y esto, como veremos enseguida, puede producir insuficiencia cardiaca por varios mecanismos.

LA COENZIMA Q10

Como es participante directo en la producción de energía de las mitocondrias, si falta, puede hacer que falle el corazón y todos los mecanismos de détox en aquellos órganos cuyas células se vean afectadas. Hemos hablado de ella en el capítulo del colesterol y los efectos secundarios de las estatinas.

EL SELENIO

El déficit de selenio puede producir enfermedad cardiovascular. Cuando existe este déficit se produce acúmulo de peróxidos lipídicos en el corazón (especialmente bajo condiciones de isquemia), que son susceptibles de estropear la membrana celular y bloquear el transporte de calcio con un acúmulo anormal del mismo a nivel intracelular.

Se sabe que el selenio protege contra elementos tóxicos (como el mercurio), xenobióticos e infecciones virales.

¿Es bueno suplementar selenio? Sí. Pero también es bueno buscar las fuentes naturales de selenio para incorporarlas a la dieta de manera regular: huevos, pescado, marisco, nueces de Brasil, algunas semillas, champiñones, plátano, fresas, aguacate... Cuidado con las dependencias de las dosis, no podemos tenerlo todo en dosis, ni preguntar, por ejemplo, ¿cuál es la dosis del selenio, la del magnesio...? ¿Me tengo que comer tres, cuatro o cinco nueces de Brasil? ¿Estoy tomando la dosis adecuada? Vamos a confiar más en la sabiduría natural y menos en esa necesidad de hacer números para comprender la Naturaleza, porque la Naturaleza si algo no es, es numérica.

EL COBRE

El cobre es un elemento del que se habla muy poco. Su déficit está relacionado con trastornos de la tensión y con la enfermedad coronaria. Dicho de otra forma: un nivel de cobre sano disminuye la tensión arterial sistólica y los riesgos de enfermedad coronaria. Otros efectos de la carencia de cobre son fatiga, artritis, osteoporosis, mala calidad del pelo...

Fuentes nutricionales del cobre:

- La mostaza
- El chile en polvo
- El eneldo y el curri
- Los clavos de olor
- Las semillas de apio
- El comino y el azafrán
- Menta y hojas de cilantro
- Las almendras y los cacahuetes
- Los anacardos
- Los pistachos y los piñones
- La soja
- La mora
- Los plátanos
- El albaricoque
- Los champiñones
- La guayaba y la piña
- Los rábanos y frijoles
- El té negro
- El cacao
- El café
- Las avellanas y las nueces
- El limón

Como se puede comprobar, hay muchas fuentes de cobre, aunque algunos de estos alimentos también son fuentes de otros minerales. Por ejemplo, el cacao contiene también altas cantidades de magnesio.

Un apunte importante sobre este mineral. El cobre es esencial para absorber el hierro del intestino. Cuando sus niveles son bajos, el cuerpo puede absorber menos hierro. Esto puede causar anemia por deficiencia de hierro, una condición según la cual el cuerpo no puede transportar suficiente oxígeno a sus tejidos. Si esto lo juntamos con una intoxicación por plomo, que como hemos visto en el capítulo correspondiente, compite con el hierro, tenemos una causa nada conocida de esas anemias por hierro bajo que no responden al suplemento crónico e insistente del hierro por parte de la medicina convencional.

EL ZINC

El zinc, además de apoyar el sistema inmunológico, permite que el cuerpo produzca proteínas y ADN, contribuye a la cicatrización de heridas y desempeña un papel en el crecimiento y desarrollo infantil. Una deficiencia de zinc puede conducir a una respuesta inmune debilitada. También tiene propiedades antioxidantes. Hemos visto cómo lo bloquea el cadmio, lo que debe hacer reflexionar al fumador la conveniencia de continuar con su vicio a medida que cumple años. El zinc y el cobre tienen una relación tambaleante en el cuerpo —más zinc que cobre—, pero con la suplementación a largo plazo, generalmente necesita ambos en una proporción saludable. En suplementos minerales o un producto multivitamínico-mineral, se recomienda tener una proporción de zinc y cobre (Zn-Cu) de 8:1 a 10:1. Son fuentes naturales de zinc las semillas de calabaza, los huevos, el pescado y el marisco, los frutos secos y el cacao negro, entre otros.

VITAMINA C

Otro suplemento-alimento fundamental para la salud endotelial es la vitamina C. Podríamos estar horas hablando de dónde trabaja la vitamina C en el endotelio vascular y cómo la teoría de Linus Pauling tiene sentido cuando dice que baja vitamina C es igual a bajo colágeno (o colágeno de mala calidad), algo que hace que la pared de la arteria se inflame.

Te recuerdo que la vitamina C es esencial para el ser humano, nuestro cuerpo no la produce, por eso necesitamos incorporarla en la dieta o en forma de suplemento. Recordemos también el uso de la vitamina C intravenosa en dosis altas como terapia importante en muchas enfermedades, entre ellas las cardiovasculares, las oncológicas y las autoinmunes. Las fuentes naturales de vitamina C abundan. Por nombrar algunas: la guayaba, el pimiento picante, las guindillas, el perejil y otras hierbas aromáticas, la grosella negra, el pimiento rojo, el brócoli, las coles de Bruselas, la mostaza natural no procesada, la papaya, la col rizada, las fresas y, por supuesto, los frutos cítricos. Como puedes ver, si tu fuente de alimentación básica es la visita regular a ciertos restaurantes de comidas rápidas, la vitamina C brilla por su ausencia.

VITAMINA D

Merece la pena centrarnos en la vitamina D. Es la interacción de la luz solar (rayos UVA) con el 7-dehidrocolesterol y demás factores, cuyo desconocimiento está produciendo un auténtico problema silencioso de salud pública. Una verdadera pandemia de hipovitaminosis D. ¿Qué funciones tiene esta hormona llamada «vitamina D»?

1. Regula los niveles de renina angiotensina y así ayuda a regular la tensión arterial como lo hace determinado tipo de medicamentos.

2. En el corazón, por ejemplo, si no hay vitamina D, tendremos un signo de envejecimiento que los cardiólogos llamamos «disfunción diastólica».

3. Hay una especie de hormonas que son liberadas por el corazón. El péptido atrial natriurético (ANP) y el péptido cerebral natriurético (BNP), que son los indicadores de dilatación de aurícula izquierda y dilatación del ventrículo izquierdo. El déficit de vitamina D aumenta estos marcadores.

4. La vitamina D tiene la capacidad de actuar como regulador del sistema de defensas. La deficiencia de vitamina D se asocia con una mayor autoinmunidad y una mayor susceptibilidad a la infección. Como las células inmunes en las enfermedades autoinmunes responden a los efectos de mejora de la vitamina D, los efectos beneficiosos de la suplementación de individuos deficientes en vitamina D con enfermedades autoinmunes son demostrables.

5. Las funciones clásicas de la vitamina D son estimular la absorción intestinal de calcio y fosfato, la reabsorción renal de calcio y fosfato y regular el metabolismo mineral óseo. Por tanto, es un nutriente importante para la homeostasis del calcio y el fósforo. Muchos investigadores modernos manifiestan que la osteoporosis tiene más

que ver con un déficit de vitamina D que de calcio, y se muestran
reticentes a la simplista fórmula de osteoporosis igual a suplemento
de calcio.

LA PARADOJA DE LA VITAMINA D EN TOXICOLOGÍA

En ciertas áreas del conocimiento médico, como son la medicina ambiental y la medicina integrativa, cada vez se presta más atención a las áreas importantes de la bioquímica nutricional y la bioacumulación de tóxicos en relación con la salud humana y las enfermedades crónicas. El estado nutricional óptimo, incluidos niveles saludables de vitamina D y minerales esenciales, es un requisito para una función fisiológica adecuada; por el contrario, la acumulación de elementos tóxicos tiene el potencial de perjudicar la fisiología normal.

Es evidente que la ingesta de vitamina D puede facilitar la absorción y asimilación de elementos inorgánicos esenciales (como calcio, magnesio, cobre, zinc, hierro y selenio), pero también la absorción de elementos tóxicos (como plomo, arsénico, aluminio, cobalto y estroncio). En este sentido un aporte suficiente de minerales esenciales parece contrarrestar la absorción de metales tóxicos. Parece preferible asegurar el estado mineral esencial junto con una vitamina D adecuada, ya que la ingesta de vitamina D en ausencia de suficiencia mineral puede resultar en la absorción de elementos tóxicos con posibles resultados clínicos adversos.

GLUTATIÓN

El glutatión se produce en el cuerpo a partir de los aminoácidos glicina, cisteína y ácido glutámico que se obtienen de los alimentos proteicos de la dieta y directamente de frutas y verduras, una de las razones de la alta ingesta de frutas y verduras en una dieta de desintoxicación. Se encuentra en niveles altos en el hígado, los riñones, el bazo, el páncreas, el revestimiento del estómago, los órganos que tienen más probabilidades de estar expuestos a toxinas. También es alto en los ojos, donde protege la lente.

El glutatión realiza dos tareas en el proceso de desintoxicación en el hígado:

En la fase 1 regula los radicales libres creados cuando el hígado neutraliza las toxinas.

En la fase 2 se combina con productos químicos tóxicos como los que se encuentran en el humo del cigarrillo, el escape automático y los tóxicos de la contaminación/nutrición para que puedan ser expulsados de manera segura.

El paracetamol, la penicilina, la tetraciclina y los metales tóxicos como el plomo, el mercurio y el cadmio son solo algunas de las sustancias desintoxicadas por el glutatión. También desintoxica el hígado de aldehídos y cetonas que se acumulan a partir de la ingesta de alcohol. Puede ayudar a reducir la enfermedad hepática, incluida la cirrosis y la enfermedad del hígado graso, que es causada por el consumo de alcohol.

La mayoría de los niños con autismo son deficientes en glutatión. Se cree que el mercurio inhibe su producción y las toxinas que no pueden ser desintoxicadas se acumulan en el cerebro desencadenando síntomas asociados con el autismo. Los enfermos de síndrome de fatiga crónica, fibromialgia y enfermedad de Lyme presentan mejoría clínica con el aumento de sus niveles de glutatión.

Estrategias para elevar los niveles de glutatión:

1. Nutrición. Las frutas y verduras frescas, la carne cocida y el pescado contienen buenos niveles de glutatión. Pero los alimentos procesados, los productos lácteos, la mayoría de las nueces, granos y legumbres contienen muy poco. Los espárragos, la papaya, el aguacate, la sandía y las nueces sin procesar tienen fama de ser ayudar al cuerpo a producirlo.

2. Los suplementos que contienen N-acetilcisteína (NAC), glicina y metionina han sido más eficaces para aumentar los niveles de glutatión en la sangre que el glutatión en sí. Esto se debe a que el suplemento se descompone en el estómago antes de que se absor-

ba, aunque el glutatión en los alimentos parece no verse afectado de la misma manera.

3. La silimarina, el principio activo del cardo mariano, además de ser un poderoso antioxidante puede aumentar el glutatión en el hígado hasta en un 50 %.

4. La proteína de suero se absorbe fácilmente y es bien conocida porque repone el glutatión al aumentar la cisteína, que ayuda a reconstruir esta proteína cuando se agota de una respuesta inmune. Según estudios recientes, la proteína de suero es el suplemento ideal para ayudar a aumentar naturalmente el glutatión tanto para combatir el cáncer, fortalecer el sistema inmunológico, aumentar el metabolismo y reducir el apetito. Evita cualquier proteína de suero procesada; que la fuente sea de ganado alimentado con hierba o la proteína de suero de cabra como suplemento dietético. Busca polvo de proteína de suero que sea totalmente natural u orgánico (cuando sea posible) y esté completamente libre de pesticidas, hormonas, organismos genéticamente modificados, edulcorantes artificiales y que no contenga gluten.

MICOTERAPIA (TERAPIA CON HONGOS MEDICINALES)

Los hongos medicinales tienen importantes beneficios para la salud y exhiben un amplio espectro de actividades fisiológicas, incluyendo actividades antialérgicas, antibacterianas, antifúngicas, antiinflamatorias, antioxidantes, antivirales, citotóxicas, inmunomoduladoras, antidepresivas, antihiperlipidémicas, antidiabéticas, digestivas, hepatoprotectoras, neuroprotectoras, nefroprotectoras, osteoprotectoras e hipotensoras.

Los más importantes son los polisacáridos, componentes estructurales de la pared celular fúngica. Los polisacáridos tienen una gran capacidad para transportar información biológica, más específicamente,

tienen actividad antitumoral, inmunomoduladora, antioxidante, antiinflamatoria, antimicrobiana y antidiabética.

Se han utilizado tradicionalmente para el mantenimiento del bienestar físico y el tratamiento de numerosas enfermedades desde la antigüedad, en especial en las regiones asiáticas. Desde tiempos relativamente
recientes, se han convertido en parte de la esfera de los suplementos
dietéticos ampliamente empleados por sus beneficios para la salud, cuyo
uso ha entrado en gran medida en la medicina integrativa. Hay innume-
rables suplementos de hongos en el mercado hoy día, pero para la misma
especie, dosis, preparaciones, prácticas de fabricación varían conside-
rablemente entre los fabricantes. En ausencia de estandarización, se
pueden encontrar diferencias significativas incluso en diferentes lotes
del mismo fabricante.

En este texto es apropiado destacar la sinergia de los extractos de
grifola frondosa y polyporus, que se recomienda por su acción sobre el
hígado y el sistema linfático. Estos hongos contienen compuestos que
ayudan a eliminar líquidos (ergosterol y ergona) y normalizan las transa-
minasas. Veamos un poco cada uno en detalle:

LA GRIFOLA FRONDOSA

La grifola frondosa (también conocida como *hen-of-the-woods*, *maitake*,
舞茸 ['hongo bailarín'] en japonés) es una seta que crece en la base de
los árboles, en particular robles viejos o arces; por lo general, se encuentra a finales del verano y principios del otoño. Los libros antiguos registran
que puede aumentar el qi y fortalecer el bazo, humedecer el pulmón y
proteger el hígado. Las personas modernas lo usan principalmente para
ayudar en el tratamiento de la diabetes mellitus y varios tipos de cáncer.
En las últimas tres décadas, se demostró que los polisacáridos de grifola frondosa poseen varias bioactividades prometedoras, principalmente
antitumorales y de inmunomodulación, antioxidantes, antihiperglucé-
micas al tiempo que pueden actuar de manera eficaz sobre la piel y las
células madre hematopoyéticas.

La grifola frondosa es comestible y se considera un alimento saludable porque es una buena fuente de proteínas, carbohidratos, fibra dietética, vitamina D_2 (ergocalciferol) y minerales (K, P, Na, Ca, Mg) con bajo contenido de grasa y valor calórico. Tiene un sabor dulce que se atribuye principalmente a su alto contenido de trehalosa, aminoácidos glutámicos y aspárticos y 5'-nucleótidos. Debido a ese sabor delicioso y especial, no solo se usa como ingrediente alimentario, sino también como sustancia saborizante de alimentos en forma de polvo seco.

Un número creciente de estudios han atribuido o relacionado sus efectos terapéuticos y sobre la salud con sus polisacáridos y su capacidad para modificar la microbiota intestinal, microorganismos que desempeñan un papel importante en la salud humana y las enfermedades. Ya hemos visto cómo la microbiota desempeña un papel clave en el mantenimiento de la homeostasis inmune. También se ha sugerido que la regulación de la composición de la microbiota intestinal por polisacáridos de grifola frondosa contribuye al tratamiento de trastornos metabólicos.

DESINTOXÍCATE

13

TU HOGAR
SIN TÓXICOS

Para finalizar el libro me voy a atrever con aspectos autobiográficos sacados de mi propia experiencia como paciente en determinadas circunstancias de mi vida, para describirte los encuentros que he tenido con la toxicidad de nuestra época. Para ello te quiero hablar de dos tipos de hogar: por un lado, el que entendemos habitualmente como hogar, nuestra casa, nuestra residencia habitual, con sus muebles, sus cortinas, sus maderas tratadas, sus utensilios de cocina, su «agua potable» y, por otro, para elevar el tono y acercarnos a la visión holística de tu cuerpo, el hogar de tu alma.

Empecemos por el segundo. Es posible que, debido a la visión reduccionista de la ciencia moderna, que solo se atreve con lo visible, tengas apenas una pequeña concepción de la importancia que tiene el cuidado exquisito de tu cuerpo físico. Generalmente, cuando queremos hablar de la relación entre el cuerpo y la mente, acudimos al concepto del estrés y a las diferentes estrategias para manejarlo.

La visión holística de la ciencia médica, en desarrollo constante desde siempre, hace referencia al concepto de cuerpos sutiles, cuerpo energético o astral, cuerpo mental, cuerpo emocional, cuerpo álmico, cuerpo búdico o crístico, esto último más propio quizá de las religiones y no tanto de una consulta médica, ¿verdad? Si nos remontamos juntos a la época de la escolástica, encontraremos que en esos tiempos se separaron las letras de las ciencias. La filosofía y las religiones se llevaron a su terreno el concepto bastante abstracto de *alma* y la ciencia se llevó a su terreno reduccionista el concepto bastante físico de *cuerpo*. Eso sentó las bases para la creación de una ciencia que ve el cuerpo como un dispositivo, como una máquina sin consciencia ninguna, que tontamente se estropea, enferma y cuyas piezas hay que cambiar por unas nuevas que llamamos prótesis, como si de un electrodoméstico se tratara.

Evidentemente en nuestro momento concreto actual, ese desarrollo de prótesis y esos desarrollos tecnológicos nos están permitiendo resolver serios problemas funcionales, y deben ser bienvenidos. Esos avances están muy bien para nuestro entorno en el que el colectivo médico está enfocado exclusivamente en la enfermedad y su tratamiento. La enfermedad es lo rentable. La cirugía es lo rentable. La investigación de nuevas tecnologías es lo rentable. La salud, por su parte, para este colectivo actual, no es rentable. Se dice que, en las culturas más ancestrales, al médico se lo contrataba para mantener sana la población, no solo a base de chequeos para comprobar si la enfermedad ya se había hecho presente —que es lo único que hacemos hoy día por «prevenir»—, sino también para educar a la sociedad en temas de nutrición, eliminación de toxinas y estilo de vida, esto es, para mantener al cuerpo sano hasta edades tardías.

Pues bien. Para recuperar el rumbo y avanzar en el tema sanitario, es altamente recomendable que tú y yo adquiramos la visión holística del ser humano. Sin esa visión conjunta de cuerpo, mente y espíritu, lo único que se consigue, que no está mal, es crecer, sufrir, pagar impuestos, envejecer y morir, sin encontrar en muchas ocasiones el sentido real de la existencia, y transitar por una vida sin sentido, llena de dudas, en la que ser feliz es tremendamente complicado. Aquel que no le encuentra sentido a la vid, tendrá este libro en sus manos y se puede preguntar perfectamente: «¿Para qué voy a hacer todo esto si mi vida no tiene sentido?». Esta forma de pensar es la que lleva a muchos hábitos tóxicos. Fumar, consumir alcohol o drogas, comer compulsivamente, adicción al azúcar, todo ello son hábitos que llenan tu cuerpo —diseñado, recordemos, para ser el hogar de tu alma— de toxinas que son las culpables de la mayoría de las enfermedades degenerativas de nuestra era.

Las grandes corrientes de sabiduría a lo largo de la historia, siempre teniendo en cuenta la visión holística del ser humano, han recomendado tratar el cuerpo como a un templo. En contraposición a esto, ciertas corrientes religiosas recientes (de los últimos dos mil años) recomiendan tratar el cuerpo como a un enemigo, a la carne como pecaminosa, digna exclusivamente de flagelo y mortificación. Con todo el cariño, el respeto por las creencias de cada uno y dejando claro que comparto mi visión particular, que no tiene por qué ser la tuya, me gustaría que fomentáramos la forma de ver la ciencia que se tenía antes de la escolástica: filosofía, espiritualidad y ciencia unidas. Una ciencia más de observación e imitación de los fenómenos naturales que de intervención, inventiva y descubrimiento de recursos tecnológicos con los que llenar un cuerpo de prótesis y llevarlo a una tercera edad totalmente desconectado de sus cuerpos sutiles, sufriendo la pérdida de las facultades cognitivas propias al final de sus días y consumiendo una cantidad importante de medicamentos químicos que, sin duda, contribuyen al aumento de la carga tóxica total. Este es nuestro panorama actual. ¿No te apetece cambiarlo para que tu tercera edad sea activa, funcional, cognitivamente útil?

Sigamos entonces. Es ampliamente conocido por los que investigan estos campos que la glándula pineal tiene un papel fundamental en nuestra capacidad de conectarnos con nuestra realidad sutil. Si en algún momento te apetece ahondar en este conocimiento te recomiendo el libro *El cuerpo sutil* de Cyndi Dale. Es una enciclopedia en la que puedes aprender lo que podríamos llamar «anatomía holística», en la que no solamente se nos habla de hígado, pulmón y corazón, sino de células, mitocondrias en lo microscópico y chacras, nadires, meridianos de acupuntura y, cómo no, de los cuerpos sutiles.

¿Qué le pasa a la glándula pineal? Que es altamente sensible a ciertas toxinas que la bloquean. Particularmente dos: el flúor y el mercurio. Enseguida se nos va el pensamiento al gabinete dental, ¿verdad? Desde hace mucho tiempo que se promueve el uso del flúor para el blanqueamiento y limpieza dental, está en las pastas de dientes de consumo habitual, incluso se dice que hay flúor en el agua mineral que se vende para consumo. Existe un proceso llamado fluoración por el que se añade más flúor al agua. Con este elemento pasa como con cualquier otro de la naturaleza: no es igual una fuente natural de hierro o de calcio, por ejemplo, al sustituto en forma de suplemento.

Hemos hablado antes de la utilidad del enfoque ortomolecular y de la innegable utilidad que tienen los suplementos de vitaminas y minerales cuando hay un déficit nutricional. Pero nunca un suplemento será igual al mineral adquirido en su forma natural. En los entornos llamados «conspiranoicos» a los que hago ahora más caso que nunca, se comenta que la costumbre de añadir flúor al agua viene de la Segunda Guerra Mundial, en cuyo entorno se hicieron incontables experimentos de tipo médico en presos, y que su objetivo es adormecer a la población, no solo bloqueando sus capacidades de conexión con lo sutil, sino literalmente dándole una sustancia que relaja y produce sueño. Con que pongas en tu buscador «efectos del flúor sobre el sistema nervioso central» encuentras amplia información sobre esto que te cuento.

En algún capítulo del libro hemos hablado del mercurio, que merece capítulo aparte, componente fundamental de las amalgamas usadas para tratar las caries. Para prevenirlas nos inculcaron el uso del flúor y para tratarlas nos llenaron la boca con empastes de mercurio, plata, cobre y estaño. No voy a repetir lo que ya te conté de los efectos tóxicos, en especial, neurotóxicos del mercurio, pero sí quiero dejar claro su papel en la desconexión con nuestra realidad sutil. ¿Será todo esto mera casualidad?

UN CASO CLÍNICO PARTICULAR

Rondaba yo los quince años y, aunque presumía de buena salud dental, un día supongo –porque no recuerdo en detalle– que dije a mi padre que me dolía un diente. Este me recomendó ir a su dentista que tenía la consulta cerca de la oficina de mi padre. Allí que me planté. Sería muy atrevido por mi parte juzgar a estas alturas del partido, pero aquel hombre tras un par de citas me dejó con ocho amalgamas de metal en mis muelas. A partir de ahí y hasta hace unos seis años, mi boca se vio adornada con ocho bonitas amalgamas de metal.

Hace aproximadamente quince años que, sin haber entrado aún en el mundo de la toxicología de metales y la medicina integrativa, acudí a una dentista compañera de trabajo para que me quitara las amalgamas metálicas por puro interés estético. Ella me retiró dos, no recuerdo ahora por qué solo dos y no todas. Favor que me hizo porque en aquel entonces no estaba entrenada para la retirada segura de amalgamas de metal que mencioné en el capítulo dedicado al mercurio.

Fue más adelante, hace unos seis o siete años, que, por recomendación de Annie Dahms –a quien menciono en los agradecimientos–, acudí a un dentista formado para retirar amalgamas de forma segura. De dos en dos fueron siendo sustituidas las seis restantes por empastes de composite.

¿Qué cambios apliqué en mi vida desde que abracé el conocimiento de la toxicología de metales y la medicina integrativa? Lo primero, la guerra contra el azúcar. El brownie, la palmera de chocolate, el café con leche con azúcar, la tostada con mantequilla y mermelada del desayuno (o el croissant a la plancha con mermelada de melocotón de las cafeterías de Madrid), la leche condensada con cereales de caja, el café bombón, la chocolatina a media mañana... «Os tenéis que ir de mi vida», les dije un día en que, con 117 kilos de peso y 600 de triglicéridos en sangre, me encontraba atravesando el ecuador de la década de los cuarenta... Y eso que nunca me desconecté del todo del ejercicio. Un par de clases de spinning a la semana eran la norma. ¿Cuánto tiempo crees que pasó desde ese «os tenéis que ir de mi vida» y el momento en que realmente pude pasar por delante de una cafetería y no entrar como arrastrado por una fuerza invisible e inevitable a comerme la palmera o el trozo de tarta? Yo diría que dos o tres años. Es increíble la fuerza adictiva que tiene el azúcar y el desarreglo metabólico que produce. Como suele suceder, aquella era una época de alto estrés laboral y personal.

Te cuento las cosas que me ayudaron en ese camino de deshabituación al azúcar y a los productos industriales dulces. Lo primero, el disgusto de verme con sobrepeso, tomando dos fármacos para la tensión arterial y los 600 de triglicéridos en sangre. En segundo lugar, la compañía en el empeño de mi pareja, excelente cocinera, en el camino de encontrar por aquel entonces un remedio a su talón de Aquiles: la autoinmunidad. Dimos con el libro *The Paleo Approach. Reverese autoinmune disease and heal your body*, de Sarah Ballantyne, y lo devoramos. Ahí empecé mi lucha particular. Ya no había tentaciones en casa, pero como trabajo en diferentes ciudades, la cosa se complicaba algunos días. En tercer lugar, el caldo de hueso. ¿Tenía hambre? Abría la nevera, sacaba la cuchara, recalentaba un poco y a tomar sopa de caldo de hueso con pollo y verduras. En cuarto lugar, ver los resultados. Las jaquecas desaparecieron. El nivel de energía incrementó. Los deltoides se volvieron a delimitar al mirarme en el espejo (en lugar de esa figura rolliza que siempre he rechazado). La tensión arterial se controló y pude dejar la medicación, con la ayuda, claro está, de los suplementos que he mencionado ya en el capítulo correspondiente: picolinato de zinc, omega 3, magnesio, coenzima Q10...

¿Qué más estaba pasando por aquel entonces? Hombre, vivir en el país que más bares tiene por número de habitantes significa estar influenciado por esa tendencia al aperitivo con una cañita y a una buena copita de vino para acompañar las comidas. Y una cosa más que te confieso aquí en plan susurro para que no se entere mucha gente: ¡yo fumaba!

¿En serio? ¿Un cardiólogo fumando? Ya ves. Cadmio, plomo y arsénico ahí en cómodas bocanadas de humo en la puerta del hospital y en la puerta de casa por la noche. Nunca fui de paquete por día. Eran máximo diez cigarrillitos al día (como diría algún paciente de los que actualmente atiendo). Con el diminutivo «cigarrillitos» y con que sean «solo» diez diarios, parece que el daño no es tanto. Quien se fuma «solo» diez cigarrillos al día, se fuma 3.650 cigarrillotes cada año, lo que equivale a 36.500 cigarrillotes en una década. Si aún fumas esos «diez cigarrillitos» al día, date cuenta de que la cruda realidad es que durante los próximos diez años vas a llenar tu hogar (cuerpo, templo sagrado) de una ingente cantidad de basura toxica: la que viene contenida en 36.500 cigarrillos que te vas a fumar, pensando que fumas poco.

¿Recuerdas el concepto de «carga tóxica total»? Ya ves que yo por aquel entonces iba bien servido. Dieta bien de azúcar y bobadas industriales como la leche condensada, «cigarrillitos», «cañitas de cerveza», «copitas» de vino, estrés, casi 120 kilos para 1,88 m de talla, y no olvidemos que un par de las amalgamas de metal fueron retiradas en su día sin un protocolo adecuado.

Un fenómeno muy curioso que, además de haberlo vivido en persona, lo veo muy frecuentemente en mis consultas de cardiología. Hasta los veinticinco años fui delgado, deportista, salía a correr prácticamente a diario; luego, cuando me convertí en padre de familia y adulto currante, me aficioné a los gimnasios, y para poder combinar música y ejercicio, me apuntaba a clases de aerobic y posteriormente, cuando se puso de moda, el spinning (*indoor bike*, queda más chic). Música y sudor, gran combinación para mis gustos. Cuando me encontré gordo y sin forma física, había una especie de negación en mi interior que me decía que la cosa no estaba tan mal, debido a que siempre he mantenido un pulso en reposo inferior a sesenta latidos por minuto, fenómeno típico de los que hacen ejercicio físico regular.

No es de extrañar, ahora mirando hacia atrás, que sin influencia genética porque no tengo ancestros recientes calvos, lo que inicialmente parecía una tonsura se fuese convirtiendo en una venerable calva al más puro estilo monje de la Edad Media. Los metales pesados, el estrés, el déficit de vitaminas del grupo B entre otros nutrientes son conocidas causas de alopecia. En mi caso, a eso habría que añadirle el uso cotidiano de champú anticaspa, que creo que también hizo lo suyo. Ahora ya no me hace falta.

Te llevo ahora a agosto del año 2021. Estábamos asistiendo entonces al gran revolcón de la pandemia. En la casa donde vivíamos, había una terraza sin techo donde tenía mi bicicleta de spinning. Subí un día, empecé a pedalear y a los pocos minutos noté un olor desagradable y una sensación de malestar. Me bajé de la bicicleta y volví adentro. A los pocos días fuimos todos desarrollando ese cuadro febril que ha pasado a la historia como el COVID-9.

Yo había estado en una planta de COVID trabajando en un hospital de Madrid durante el mes de abril del 2020. Allí no tuve ningún contagio ni ninguna sintomatología. Mientras duró ese mes, estuve tomando dióxido de cloro, suplementos de zinc, vitamina D, llevando una dieta típica paleo y meditando con frecuencia sobre todo aquel escenario. También me protegía usando aceite ozonizado en las fosas nasales y me sometí a ozonoterapia sistémica junto a varios compañeros y compañeras del hospital.

Esta vez, en agosto del 2021, fue diferente. Ahí, lo que fuese me pilló y pasé un cuadro de fiebre alta en casa que duró varios días. Además de la fiebre, un «síntoma» que me atrevo a describirte aquí por si es de tu interés, una profunda sequedad espiritual, un vacío que me asustó. Fue un sentir de lleno la soledad que ni en mis peores crisis vitales había sufrido. No duró mucho, pero fue muy intensa. Los primeros días empecé a tomar dióxido de cloro y DMSO sin notar ninguna mejoría. Apareció un desagradable sabor metálico que no se iba y el malestar general continuaba. Prácticamente ayunaba y me hidrataba con agua con limón. Esa semana perdí 7 kilos. Padecía insomnio. Llegué a contar 48 horas consecutivas sin dormir.

Es aquí cuando aparece el «por qué y para qué» propio de cada evento significativo en nuestras vidas. Realmente no recuerdo cómo llegué a la conclusión de que tenía que contactar con Mar Alonso, naturópata, gran amiga, quien me testó a distancia con biorresonancia y descubrió el motivo de ese sabor metálico. «Estás hasta arriba de mercurio». Ya sabemos de dónde podría venir ese mercurio que, gracias a la oxidación de los metales que produce el dióxido de cloro, estaba generando un escenario de desintoxicación demasiado acelerada para el gusto de mi hígado y de mi sistema depurador.

¿El dióxido de cloro es malo? Claro que no. ¿El DMSO es malo? Claro que no. Son terapias oxidativas, lo que significa que tienen la capacidad de limpiarlo todo. Lo que a mí me estaba pasando era que tenía tanta basura acumulada (recuerda la carga toxica total que te he descrito antes y las largas vidas medias que tienen los metales almacenados en el cuerpo) que mi hígado y las vías de desintoxicación estaban atascándose.

Abro párrafo para no dejar pasar por alto el detalle que te he contado. Un olor desagradable y una sensación extraña son los desencadenantes de mi cuadro llamado COVID, no un contacto con un paciente sin mascarilla, no el contacto con alguien que me estornudó encima, no el estrechar la mano de alguien que no se hubiese limpiado con gel hidroalcohólico a quien no saludé ridículamente con el codo. Estoy convencido, y esto es una opinión basada en voces autorizadas que van contando cosas, de que no todo lo del COVID fue culpa de un virus procedente de la interacción de un murciélago y un pangolín en Wuhan. Para mí, y así lo trato hoy, fue un síndrome tóxico con un alto componente electromagnético. En el capítulo del grafeno ya he dejado clara mi opinión respecto al tratamiento que bajo presión de pasaporte fue impuesto a posteriori y al que yo no accedí ni accederé si se repiten las circunstancias.

Volvamos al cuarto día de mi episodio febril para hablar de lo que para muchos colegas y pacientes del sistema sanitario convencional puede parecer pura ciencia ficción. Lo he mencionado de paso en las estrategias detoxificadoras. Forma parte de la autoexperimentación, fenómeno que muchos investigadores a lo largo de la historia han practicado; sin ir más lejos, el primer cateterismo cardíaco de la historia se le atribuye a un médico de Berlín llamado Werner Forssmann quien, en 1929, bajo anestesia general, se metió por una vena una sonda vesical y se miró el pecho con rayos X para ver si la sonda había llegado al corazón. Por esta práctica, Forssmann fue despedido del hospital, aunque más tarde se le concedió un premio Nobel.

Ese día cuarto de mi episodio febril, sabor metálico, no «levanto cabeza», pertenezco a ese grupo de parias llamado «negacionistas» que ha decidido no ponerse los tratamientos propuestos en ese momento bajo pena de no pasaporte, por lo que no está en mis planes presentarme en un hospital. Usando la biorresonancia ESBIA (una de las varias que hay en el mercado), Mar hace ese diagnóstico y acto seguido me dice: «¿Conoces el Solarvital?». Algo había oído, pero no sabía exactamente qué era. Me llegaron al día siguiente por correo las sales de prana (cuya marca registrada hoy en día la tiene el laboratorio Solaris con el nombre de Solarvital). Y ahí que me pongo yo a inyectarme el Solarvital en la vena tibial anterior de mi pierna izquierda, que la tengo visible. También las usaba por vía inhalada. Empezó la remontada y unos cuatro días después salí a la calle. Tuve la fortuna de no tener en ningún momento comprometida la función respiratoria y la saturación de oxígeno se mantuvo aceptable gracias a los remedios y medidas que adopté: agua ozonizada, ozono rectal, manzanilla amarga, aspirina como antiagregante, micoterapia; llegué a comprar la Ivermectina, pero al final no la necesité. Gracias al seguimiento de Mar con su biorresonancia desde Bilbao, se fue comprobando la mejoría interna de lo que yo veía en mi evolución clínica. La fiebre cedió, y dio paso a la fatiga y a la hipertensión. Ese ya es mi terreno y ahí tomé el control para acabar la faena del post-COVID.

Sigo el hilo conductor del «para qué» me pasó este evento.

«¡Que el virus no existe! ¡Que es un arma biológica! ¡Que es una intoxicación por cadmio! ¡Que es toxicidad por la radiación electromagnética!», las compro todas. Para mí todas, salvo la historia del pangolín, son hipótesis válidas. Podrías preguntar: «¿Y por qué la del pangolín no?», y es cuando te remito a mi vídeo *Cuestionando la ciencia médica actual* que está en mi canal de YouTube y a muchas otras cuestiones de rabiosa actualidad que van saliendo cada vez más a la luz gracias a esos llamados canales disidentes o conspiranoicos por un lado, y a la cantidad de personal sanitario que, por otro lado, van contando su experiencia de despertar a la realidad de quienes mueven los hilos detrás de la ciencia médica moderna.

Va y me dice mi pareja, que pasó lo mismo conmigo esos días: «¿Qué?», «Nos hacemos la PCR?». ¡¿Qué?! ¿Un «negacionista» haciéndose una PCR? Teníamos, como cada verano, prevista la visita a la familia política en Finlandia. »Piénsalo bien...», me dijo. «Tendremos pasaporte y santas pascuas...».

Dije que no. «Vete tú sola a Finlandia con tu familia», decía yo entre lloriqueos mimosos de Sergito, mi niño interior. Ella fue y se la hizo. Lo pensé 24 horas y fui a hacerme la violación nasal esa. Con un par. Mira que hay formas y formas de meter un bastoncillo por la nariz. Pues no. Parece que tiene que atravesarte el cráneo, o al menos eso pensaba la buena auxiliar que me hizo el procedimiento.

Te cuento aquí otra historia de mi forma de aprender medicina en la facultad. Muy lejos del nivel del Dr. Forssmann yo he sentido esa necesidad de experimentar aquello que van a experimentar mis pacientes porque de esa manera empatizas mejor. Recuerdo a mi profesor de Fisiología, el Dr. Mendoza, en la naciente universidad CES de Medellín, Colombia. Será el año 1982 aproximadamente. Para la fisiología del aparato digestivo pedía voluntarios que se dejaran meter una sonda nasogástrica. Ahí que levanté la mano y dije: «Yo me presto». Años más tarde, y ya con fines económicos (estaba de becario en Pamplona), buscaban voluntarios para ensayos clínicos. Esta vez era para probar enemas evacuantes. Desde entonces supe lo que sienten los pacientes cuando no son capaces de aguantar más de 3 minutos con el colon lleno de líquido y, en lugar de pensar que son unos blandos quejicas, estoy convencido de que aquel que aguanta más de 3 minutos es un auténtico valiente.

Desde mi experiencia directa con la PCR como técnica diagnóstica puedo decir lo que vi directamente cuando trabajé en aquella planta COVID en Madrid, en una población de aproximadamente 120 pacientes. No había quien lo entendiera. Pacientes con neumonía bilateral en la radiografía y desaturación significativa con PCR negativa y paciente asintomático que estaba ingresado porque tenía la PCR positiva. No hace falta que cuente la polémica que se generó también en torno a esto. Es lo que tiene ser *Homo sapiens*: que de la noche a la mañana todos nos convertimos en virólogos expertos. ¿Has oído aquello de que todos llevamos dentro un profesor de autoescuela y un árbitro de fútbol? Desde el 2020 todos llevamos dentro un experto epidemiólogo.

¿Por qué y para qué había que ir a Finlandia? A desintoxicarse por una de las vías más expeditas que hay: LA SAUNA FINLANDESA.

Una anécdota corta de la llegada al aeropuerto de Helsinki. Zona COVID. Tenemos pasaporte COVID por PCR positiva (Menos mal. ¿Te imaginas que encima hubiese salido negativa? Me divorcio (es broma)). Seguimos siendo como de «segunda clase». Una señora entró supercontenta gritando «*Fully vaccinated, fully vaccinated*». Ahora que vamos viendo los efectos nefastos que para mucha gente han tenido estos tratamientos experimentales, recuerdo a aquella señora y a todos los que de cabeza se creyeron el tema. Muchos de ellos, no uno ni dos, ya no están entre nosotros. En abril del 2022, elaborando un informe pericial para una demanda por daños de la «vacuna», encontré en el informe del VAERS (entidad norteamericana donde se registran los efectos secundarios de todas las vacunas comercializadas) que había más de treinta mil muertes declaradas en relación con una «vacuna», COVID. Destaco, del mismo informe pericial, que en una auditoría hecha a dicha institución allá por 2013, se encontró que el VAERS recoge aproximadamente el 15 % de lo que pasa en la vida real.

En Finlandia, país de los mil lagos, tengo la suerte de encontrarme en un entorno absolutamente campestre. Una cabaña, donde el agua la sacamos de un pozo ya que no hay agua corriente, donde usamos un pozo séptico para nuestras necesidades fisiológicas y donde hay una sauna de 2 × 3 metros que se calienta con leña. Es un espectáculo no apto para adictos a las ciudades y a las comodidades del mundo moderno, pero sí muy apto para la reconexión con la naturaleza, los árboles, los ruidos de lo natural apenas manipulado.

A la tercera tarde de sauna, la piel de mi mano izquierda se empezó a despellejar por completo. Parecía una serpiente. No fue un cambio doloroso como el que me ocurría de joven, cuando padecí de una dishidrosis severa (esa enfermedad en que las manos se te llenan de ampollas, que sudas mucho y que al final se resecan y se descama la piel dejando grietas dolorosas y hasta sangrantes). Fue un cambio literal de piel. Le mandé foto a Mar y me dijo: «Estás echando por ahí de todo». Seguía con mis sales de prana, y aprovechamos para visitar un centro donde nos pusieron ozonoterapia sistémica. Hay pocos profesionales en Finlandia que hagan ozonoterapia, porque, cómo no, es una técnica perseguida por el sistema regulador de la sanidad finlandesa, parecido a lo que ocurre en España.

Te describo cómo es una tarde de sauna cuando se está de vacaciones, concretamente cómo es en esa sauna de leña. Preparas el sitio. Hay que asegurarse de que fluye la chimenea, por razones obvias. Enciendes el fuego, que va a calentar un recipiente de agua, y las piedras típicas de la sauna finlandesa. Miras el termómetro y sales dejando la puerta bien cerrada. Traes suficiente agua del pozo porque, además de sauna, es el momento de higiene y aseo del día.

Cuando el termómetro marca al menos 60 °C, te quitas toda la ropa y entras. Si has estado allí y has compartido la cultura finlandesa, sabrás que no se lleva ninguna prenda encima. En familia, lo que se suele hacer, si estás en grupo, es que entran mujeres y hombres por separado. Sin ropa. Dispuestos a sudar.

A 70 °C de temperatura, lo primero que yo noto es una apertura de los poros de la piel de la cara, en especial mi nariz (que tiene un tamaño destacable). A los 5 minutos empieza el sudor y el pulso se acelera. Cuando tu cuerpo dice «¡Tiempo!», sales. Si esto se hace en época de invierno, la sensación de salir inmediatamente a la nieve, jugar con ella, tumbarte, es indescriptible. Si se hace en verano, pisar la hierba, hacer *grounding*, es también una buena sensación. Te hidratas y vuelves dentro. A 70 °C. Vuelta al sudor. Cada uno tendrá sus parámetros para finalizar la sesión. El mío suele ser el pulso cardíaco. Es como una sesión de entrenamiento duro. Cuando ya el pulso es destacablemente rápido, has sudado suficiente y tu cuerpo te pide ducha de agua, pues inicias entonces el protocolo de aseo.

Como complemento de la labor de desintoxicación se recomienda frotar la piel con una esponja y un buen producto exfoliante. En Marruecos se consigue un buen jabón a base de glicerina que, según los lugareños, era con lo que las madres lavaban y, sobre todo, frotaban a sus hijos en la bañera hace unas cuantas décadas. Si hay más de una persona en la sesión de sauna, frotar y masajear toda la piel de la espalda es más que recomendable.

Cuando no es en período vacacional, el ritual de la sauna puede ser más corto: un par de entradas de 5 minutos, ducha y ya está. Hay muchas variedades de tratamientos termales disponibles: sauna húmeda, sauna seca, sauna de infrarrojos, etc. En mi caso, estoy convencido de que haber acelerado este proceso de desintoxicación mejoró mi recuperación tras el síndrome tóxico llamado COVID. Al final de esa semana estaba haciendo ejercicios de entrenamiento y baile sobre la hierba.

Estos momentos de limpieza del cuerpo físico, así como todo lo relacionado con las enfermedades modernas de tipo ambiental, deberían servirnos para reconectar con nuestra parte más interna. Frotar la espalda en una sesión de sauna, acariciar y cuidar nuestro cuerpo físico puede ser un momento de profunda conexión, no solo para evitar el estrés, algo tan necesario y tan de moda en nuestro mundo moderno, sino también para recuperar o conocer esa capacidad de diálogo con tus partes sutiles. Como te decía al principio de este capítulo, si recuperamos la visión holística del ser humano, seremos capaces de dar un salto en calidad de vida que aporte paz mental a nuestro día a día.

El «desintoxícate» debería también aplicarse a los pensamientos. ¿Estás programado o programada para los pensamientos de miedo, de incertidumbre, de queja, de baja autoestima y de no sentirte digna? ¿Has aceptado durante toda tu vida pensamientos de escasez, de pobreza, de vulnerabilidad, de «ya verás tú»? Eso es modificable con el hábito contrario. No hemos llegado aquí en un día y a lo mejor no se consigue el cambio en un mes. Pero si de verdad te propones emprender ese camino, pronto empezarás a notar los cambios en tu vida.

La base científica que te propongo para que pongas en marcha esta labor de desintoxicación mental se remonta a un lejano pasado que los que saben sitúan en el antiguo Egipto. Viene recogida en un libro maravilloso que se titula *El Kybalión,* de Hermes Trismegisto, que describe las llamadas «leyes o Principios herméticos». Te animo a darle una lectura. El primero de los principios herméticos reza así: «El universo es mente».

Una profunda labor reflexiva te exija posiblemente salir de la frivolidad de las redes sociales, pero es que pienso que ya va siendo hora de madurar como raza humana, metida en un caos significativo al que ha llevado la ignorancia tecnológicamente inducida de nuestros últimos tiempos. Entender que el universo es mente te permite comprender que es allí donde se generan los cambios significativos, tanto para bien como para mal.

Tu vida y tu cuerpo reflejan día a día lo que hay en tu mente y sobre todo en tu emoción. Tengo en mi canal de YouTube un vídeo que se titula *Los cuerpos sutiles en la ciencia moderna* donde hablo de los efectos manifiestos en lo físico del comportamiento emocional de cada uno.

**Lo que piensas y lo que sientes se acaba convirtiendo
en tu forma de ver la vida, en tus hábitos, y, por ende,
en lo que definimos como «vida».**

Desintoxica tu mente de la queja constante y enfócate en agradecer lo que tienes y lo que has conseguido. Desintoxica tu mente de la tendencia a la autocrítica y enfócate en agradecer que estás vivo, que eres único e irrepetible y que, sin duda, tienes un montón de dones y talentos para desarrollar. Desintoxica tu mente de la crítica constante a los otros. «La gente esto, la gente aquello» llena nuestras conversaciones que habitualmente y como un ritual de buena conducta están impregnadas de juicio hacia lo que hacen los demás. Matices lógicos aparte, descubre que no hay labor más agotadora mentalmente que la autocrítica y el juicio a otros. En su lugar intenta practicar la empatía y la compasión y verás el cambio. La salud y la longevidad tienen sentido si son para crear un mundo más elevado, con menos violencia, con más consciencia. Si no, ¿qué sentido tiene desear la longevidad para continuar sufriendo las consecuencias del entorno más distópico que haya podido vivir nuestra especie?

TU CASA, TU HOGAR
EL HABITÁCULO

Dejamos atrás la limpieza del cuerpo-hogar y nos metemos en el terreno de la casa-hogar en el que habitamos. La tecnología ha avanzado mucho y eso se nota en la cantidad de comodidades de las que disfrutamos actualmente. Pero es necesario que destaquemos un punto que comentan muchos expertos en el tema: a veces tenemos más contaminación dentro de casa que fuera de ella.

Los barnices, los químicos con que son tratados los muebles, las alfombras y las cortinas, el material de construcción y todo lo que nos rodea en casa pueden ser tóxicos que respiramos durante muchas horas por largos períodos de nuestra vida. Pueden ser los responsables de un buen número de síntomas en el entorno de las sensibilidades, alergias e intolerancias.

Menciono algunos de los trucos que podemos ir aplicando y comentando en los sectores industriales correspondientes para que generemos el cambio:

- Como regla general hay que evitar el plástico y sus derivados porque, como hemos visto, liberan dioxinas y ftalatos, tóxicos conocidos para nuestro cuerpo debido a su papel de interferencia con nuestras hormonas.

- Las alfombras y moquetas suelen ser altamente contaminantes tanto por los elementos plásticos con los que son elaboradas como por los pegamentos que contienen y los elementos antifuego. En la decoración de interiores puede ser muy recomendable cambiar las alfombras por la madera. La tapicería en general debe estar hecha de fibras naturales como la seda, el cáñamo y el lino entre otros.

- Las pinturas y barnices con base de poliuretano deberían ser reemplazadas por aquellas con base de silicatos, arcillas y colorantes naturales. Ten en cuenta que puedes estar años respirando de forma crónica el plástico de las pinturas sintéticas. ¿Te ha pasado alguna vez que, tras pintar tu cuarto y dejar 24 horas las ventanas abiertas, vuelves a dormir en él y presentas dolores de cabeza, mocos, catarro, picores? Igual sí, pero no lo has relacionado con la pintura porque ya han pasado unas horas.

- En los materiales de aislamiento también se ha desviado la industria hacia el plástico (poliuretano), y en su lugar debemos hacer un llamado a su sustitución por fibra de madera o corcho, por ejemplo.

- Con los muebles de madera pasa algo parecido. Aquellos muebles de madera sólida entre los que yo crecí, que eran casi indestructibles y pasaban de generación en generación, ya no se comercializan apenas. La industria del bricolaje ha inundado nuestras casas con sus muebles multifuncionales que todos montamos los sábados por la mañana. Esos muebles no se escapan de una cantidad importante de sustancias tóxicas, tanto en la forma —cómo se trata la madera para hacerla resistente (arsénico)— como en los sistemas antifuego y demás aditivos (plástico) que respiramos dentro de casa. Sería bueno que se defina una normativa de sustancias aditivas permitidas y que los usuarios seamos conscientes de lo que estamos metiendo en nuestro cuarto o en el salón de casa.

Todos estos cambios tienen su connotación económica. Durante unos meses asistí a la remodelación de un centro médico en Madrid dedicado, entre otras cosas, a pacientes con sensibilidad química múltiple, en el que se tuvieron en cuenta estas medidas que menciono y otras más. Efectivamente, el coste hoy por hoy se eleva bastante si se compara con los materiales plásticos de moda. Es necesario tomar acción como consumidores para redireccionar la industria hacia materiales de construcción menos tóxicos.

LOS ELEMENTOS DE LIMPIEZA

Solo tenemos que pasar por la zona de detergentes de nuestro supermercado, echar un vistazo a los ingredientes de los productos que utilizas y así me ahorras tener que escribir dos páginas. El quitamanchas, el detergente de la lavadora, el suavizante, el friegasuelos, el quitagrasas, el jabón de manos, el champú, el desodorante, la laca para el cabello (los que tenéis) son todos fuente de elementos que incrementa eso que comentaba antes y que estamos intentando evitar: la carga tóxica total de nuestros cuerpos.

Hay infinidad de sitios web de expertos en fabricar productos naturales de limpieza. Te recomiendo en particular https://www.lovingessen tialoils.com de Jennifer Lane, experta en aromaterapia. Está en inglés, pero puedes traducirla si necesitas usando Google Translator. En ella encontramos un montón de recetas para hacer productos de limpieza con aceites esenciales (limón, lima, lavanda, té, naranja, lavanda, menta, eucalipto), mezclados con elementos como el bicarbonato de sodio, el vinagre, jabón de Castilla, agua destilada, alcohol, etc.

Ya se ha comentado en el capítulo correspondiente pero nunca está de más insistir en la inconveniencia del uso de desodorantes antitranspirantes que contengan aluminio y de pastas de dientes que contengan flúor.

Sin duda nuestra vida es más cómoda gracias a la cantidad de avances tecnológicos de los que disfrutamos en nuestros hogares. Los electrodomésticos, la tecnología inalámbrica para manejar aparatos y las telecomunicaciones por mencionar algunos, forman parte de la vida moderna para la gran mayoría de seres humanos.

Aquí un listado de todos esos aparatos que, nos guste o no, emiten radiación electromagnética de algún tipo:

1. Placas de inducción
2. Hornos de microondas
3. Altavoces inalámbricos
4. Ordenadores portátiles
5. Medidores inteligentes
6. Electrónica sin conexión a tierra
7. Televisores inteligentes
8. Teléfonos inalámbricos DECT
9. Teléfonos inteligentes
10. Rúters wifi
11. Detectores de humo
12. Cableado eléctrico
13. Calefacción por suelo radiante
14. Mantas eléctricas
15. Radiodespertadores de cabecera
16. Calentadores infrarrojos y saunas
17. Secadores de pelo
18. Estaciones de juego
19. Monitores para bebés
20. Líneas eléctricas
21. Auriculares inalámbricos
22. Auriculares y auriculares con cable
23. Neveras
24. Camas eléctricas
25. Colchones de muelles con metal en el interior
26. Impresoras
27. Paneles de interruptores
28. Paneles eléctricos y enchufes
29. Mesas ajustables
30. Convertidores de voltaje
31. Calentadores eléctricos
32. Escáneres y lectores de códigos de barras
33. Reproductores de CD y reproductores de DVD
34. Monitores de ordenador
35. Cámaras digitales
36. Relojes digitales
37. Cables Ethernet
38. Cables de fibra óptica
39. Audífonos
40. Llaves del coche y llaves inteligentes
41. Abrepuertas de garaje

Evidentemente, no se trata de renunciar a las comodidades, sino de aprender algunos trucos para evitar la inflamación y la carga que nos produce su uso cotidiano. Algunos de esos aparatos tienen más carga que otros. La distancia es la medida básica que podemos aplicar. Permanecer siempre al menos a un metro de distancia de los enchufes eléctricos te libera de su carga electromagnética. Es importante vigilar este dato en el dormitorio. El insomnio podría ser consecuencia de la interacción de esos campos electromagnéticos con tu cerebro, al que le impide mantener las ondas del sueño profundo.

CONECTARTE A TIERRA Y CONECTARLO TODO A TIERRA

Existen estudios que miden el voltaje en múltiples áreas del cuerpo en personas con y sin conexión a tierra. La conexión a tierra resultó en reducciones significativas en el voltaje en el cuerpo. A esto se lo conoce como «efecto paraguas» de la conexión a tierra, tema que trata el premio Nobel Richard Feynman en sus conferencias. En inglés se usa la palabra *grounding* o *earthing* a la actividad de caminar descalzo en contacto con una superficie natural de la tierra. Hay múltiples artículos científicos que demuestran los beneficios derivados de este intercambio de electrones. Cedemos los electrones positivos a la tierra y ella nos aporta electrones negativos que disminuyen nuestra carga positiva, y conseguimos un efecto antiinflamatorio y antiagregante plaquetario, entre otros. El efecto antiagregante plaquetario se conoce coloquialmente como «la sangre más líquida», es decir, nos ayuda a tener las células de la sangre fluyendo con más normalidad, lo que evita formación de trombos y demás problemas de tipo cardiovascular.

Para conectar los aparatos a tierra hay que buscar los enchufes de casa que la tienen y desde allí sacar cables para los que no la tienen.

Algo que no hacemos regularmente para disminuir los campos electromagnéticos en nuestro hogar es mantener desenchufados los aparatos que no estamos usando. Por ejemplo, los monitores de televisión, ordenadores, equipos de música, lámparas y demás electrodomésticos suelen permanecer enchufados. Lo ideal y recomendable es enchufar el aparato solamente cuando se vaya a emplear y el resto del tiempo mantenerlo desenchufado de la corriente.

PECULIARIDADES DE TU SMART TV

Emiten constantemente frecuencias electromagnéticas extremadamente bajas (ELF en inglés), nombre con el que se define internacionalmente la radiación electromagnética (ondas de radio), con frecuencias de 3 a 30 Hz. No es posible apagar el bluetooth y la señal de radiofrecuencia de un televisor inteligente. Siempre emitirá radiación de RF porque buscará o se comunicará constantemente con los enrutadores wifi.

Por otra parte, recordemos que en muchos hogares todavía se encuentran pantallas tipo LED. Estas pantallas usan una tecnología llamada lámpara fluorescente de cátodo frío. Eso significa que estamos tratando con luz fluorescente. No es buena idea usar este tipo de pantalla como monitor de ordenador, error que mucha gente comete cuando se moderniza y se pasa al Smart TV.

Te voy a contar otro motivo importante como refuerzo para que adquieras la costumbre de desconectar tu Smart TV siempre que no lo estés usando: el televisor escucha toda tu información personal que, a menudo, se venderá a compañías de terceros para personalizar los anuncios en sus dispositivos. Al igual que la asistencia digital de Amazon (Alexa), Google (Home) y Apple (Siri), un televisor inteligente escuchará todas tus conversaciones. Si no crees esto, puedes consultar el manual que viene con el televisor. Lo más probable es que te diga que nunca menciones ninguna información personal cuando estés cerca de él, como números de pasaporte, información de tarjeta de crédito, etc.

¿Suena un poco increíble? Es aquí cuando no me resisto a recomendarte la lectura de George Orwell y su novela *1984*. Vivimos momentos en los que la realidad supera la ficción.

Extraigo una cita de la página de política de privacidad en Samsung. com: «Tenga en cuenta que, si sus palabras habladas incluyen información personal u otra información confidencial, esa información estará entre los datos capturados y transmitidos a un tercero a través de su uso del reconocimiento de voz». (https://www.samsung.com/hk_en/info/privacy/smarttv/)

MEDIDAS ADICIONALES DE PROTECCIÓN

- Desenchufa los electrodomésticos cuando no estén en uso. Esto no solo evita el desperdicio de energía, sino que reducirá los niveles de CEM que emita tu hogar.
- Mantén el dormitorio libre de tantos campos electromagnéticos como sea posible. Pasa mucho tiempo allí y las tecnologías pueden afectar su sueño y su ADN.
- Evita la iluminación halógena y fluorescente. Busca la luz roja nocturna.
- Si usas wifi en lugar de internet Ethernet en el hogar, desconéctalo cuando no lo utilices y asegúrate de mantener el rúter alejado de las áreas donde tu o los miembros de su familia pasan mucho tiempo.
- Evita la tecnología wifi innecesaria y ridícula, como los chupetes inalámbricos que controlan la temperatura de un bebe y los paneles inalámbricos que te avisan cuando el panal del bebe esta mojado. Los padres y cuidadores sobrevivieron durante siglos sin estas tecnologías.

He querido, en este capítulo final, expresar algunas ideas desde la autoexperimentación haciendo un guiño a la visión holística que me apasiona promover. Vivir en una sociedad distópica como la actual supone haber asumido como ciertos y sanos estilos de vida que son en realidad muy tóxicos. Va a depender de cada uno de los individuos que la conformamos la velocidad con que se produzca el cambio necesario que nuestros hijos y nietos se merecen. Cuando era un *boy scout* en mi Medellín natal, aprendí una máxima que intento mantener en mi vida: «Deja el lugar donde acampaste un poco mejor de como lo encontraste». Eso nos llevaba a dedicar jornadas de limpieza de escombros y sobre todo a sembrar árboles en aquellos campamentos donde hacíamos las excursiones. Si te has apuntado a leer este libro es porque tienes esa mentalidad y tienes ganas de hacer de este campamento un sitio mejor para los que están viniendo a habitarlo durante la próxima generación.

CONCLUSIÓN

«Las personas sufren males prevenibles y fallecen por falta de conocimientos», (versos publicados en *Fragmenta Philosophorum Groecorum*).

Estamos sin duda viviendo un momento de intenso caos. Es como si nos hubiese llegado el momento de tocar fondo. Parafraseando a Aldous Huxley, «la medicina ha avanzado tanto que prácticamente no queda nadie sano». Si a eso le añadimos que vivimos en el entorno más tóxico que una sociedad se pueda imaginar, es pues necesario que despertemos, abramos los ojos y emprendamos el camino de regreso a un ambiente natural libre de tóxicos.

Cada uno está en un punto concreto. En ese punto, y de manera individual, puede tomar acción sobre alguno de los aspectos que hemos tratado en este libro. Detectar fuentes de contaminación y hacer lo posible por modificar lo que sea. Menos plásticos, menos metales tóxicos, menos contaminación electromagnética, menos alimentos tóxicos e inflamatorios. Y más sabiduría, más contacto con la naturaleza, más alimentación natural libre de químicos añadidos, más respeto por nuestro cuerpo y por el entorno en el que vivimos. Cada uno con su margen de maniobra, que no es el mismo para todos. Pero actuando, sin pausa, sin victimismos, con el convencimiento de que entre todos le daremos la vuelta a esta humanidad que gime pidiendo a gritos un cambio de rumbo.

Aprende la historia reciente de la manipulación hacia lo tóxico. Mira quiénes fomentaron el consumo de tabaco engañando a la población. Mira quiénes fomentan que las madres dejen de alimentar a sus hijos y les den fórmulas procesadas. Mira quiénes bloquean el conocimiento de la medicina ambiental impidiendo que sea una asignatura transversal en las facultades de ciencias de la salud. Mira quiénes fomentan el uso de tecnologías inalámbricas y de campos electromagnéticos sin garantizar la seguridad de la población.

Una vez que lo hayas visto, organízate, aprende cómo y ¡DESINTOXÍCATE!

AGRADECIMIENTOS

A Annie Dahms, enfermera y naturópata, por poner la primera piedra de lo que hoy es mi edificio de conocimiento integrativo.

A Claus Hancke, médico, experto en toxicología de metales, por encender la linterna y señalarme el camino.

A Juan Francisco Ballesteros, kinesiólogo holístico, maestro en el arte de la salud y la naturopatía, por su constante enseñanza y su afecto.

A Joseph Mercola, médico, por sus vídeos. Fueron la puerta de entrada.

A Peter J. van der Schaar, médico, por su libro *Clinical Metal Toxicology* y su papel en la IBCMT (International Board of Clinical Metal Toxicology).

A Pilar Muñoz-Calero, médico, por su entusiasmo y su pasión por la difusión de la medicina ambiental.

A Mar Alonso, naturópata, por dar continuidad e iluminar el camino desde el acompañamiento.

A los comités directivos de la SESMI, la SESAP, la AEMI y la ASyMI, sociedades de medicina integrativa donde podemos hablar este idioma de la toxicología y entendernos.

A Mercedes Alfaya, por la colaboración en la redacción del texto.